# ERES VIBRACIÓN

ROBYN OPENSHAW

# ERES VIBRACIÓN

Atrae a tu vida Energía positiva:
amor, salud y éxito ilimitados

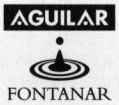

**Eres vibración**
*Atrae a tu vida Energía positiva: amor, salud y éxito ilimitados*

Título original: *Vibe*
Publicado por acuerdo con North Star Way, un sello de Simon & Schuster, Inc.

Primera edición: noviembre, 2018

D. R. © 2017, Robyn Openshaw

D. R. © 2018, derechos de edición mundiales en lengua castellana:
Penguin Random House Grupo Editorial, S. A. de C. V.
Blvd. Miguel de Cervantes Saavedra núm. 301, 1er piso,
colonia Granada, delegación Miguel Hidalgo, C. P. 11520,
Ciudad de México

www.megustaleer.mx

D. R. © Penguin Random House / Amalia Ángeles, por el diseño de cubierta
D. R. © iStock, por la ilustración de cubierta
D. R. © 2018, Elena Preciado, por la traducción

Esta publicación contiene las opiniones e ideas de su autor. Su objetivo es proporcionar material útil e informativo sobre los temas tratados en la publicación. Se vende con el entendimiento de que el autor y el editor no participan en la prestación de servicios médicos personales, de salud o de cualquier otro tipo en el libro. El lector debe consultar a su médico, profesional de la salud u otro profesional competente antes de adoptar cualquiera de las sugerencias en este libro o sacar conclusiones de él.

El autor y el editor específicamente renuncian a toda responsabilidad por cualquier responsabilidad, pérdida o riesgo, personal o de otro tipo, en el que se incurra como consecuencia, directa o indirecta, del uso y la aplicación de cualquiera de los contenidos de este libro.

Penguin Random House Grupo Editorial apoya la protección del *copyright*.
El *copyright* estimula la creatividad, defiende la diversidad en el ámbito de las ideas y el conocimiento, promueve la libre expresión y favorece una cultura viva. Gracias por comprar una edición autorizada de este libro y por respetar las leyes del Derecho de Autor y *copyright*. Al hacerlo está respaldando a los autores y permitiendo que PRHGE continúe publicando libros para todos los lectores.

Queda prohibido bajo las sanciones establecidas por las leyes escanear, reproducir total o parcialmente esta obra por cualquier medio o procedimiento así como la distribución de ejemplares mediante alquiler o préstamo público sin previa autorización.
Si necesita fotocopiar o escanear algún fragmento de esta obra diríjase a CemPro
(Centro Mexicano de Protección y Fomento de los Derechos de Autor, https://cempro.com.mx).

ISBN: 978-607-317-323-0

Impreso en México – *Printed in Mexico*

El papel utilizado para la impresión de este libro ha sido fabricado a partir de madera procedente de bosques y plantaciones gestionadas con los más altos estándares ambientales, garantizando una explotación de los recursos sostenible con el medio ambiente y beneficiosa para las personas.

Penguin
Random House
Grupo Editorial

Si quieres encontrar los secretos del universo,
piensa en términos de energía, frecuencia y vibración.
—NIKOLA TESLA

\* \* \* \* \* \* \* \* \* \* \* \* \* \* \*

Todo en la vida es vibración.
—ALBERT EINSTEIN

# Índice

✶ ✶ ✶ ✶ ✶ ✶ ✶ ✶ ✶ ✶ ✶ ✶ ✶ ✶

**Introducción: El gran descubrimiento vibracional**............ 11
   Coeficiente vibracional: tu CVi personal................. 18
   Así que sintamos la vibración............................ 19

**Capítulo 1: Cómo incrementar tu coeficiente vibracional cambiará radicalmente tu vida**.......................... 21
   Fundamentos de la vibración............................ 21
   Mi historia: de baja vibración a alta vibración............ 27
   La ley de la atracción................................... 32
   Tu CVi óptimo......................................... 35
   ¿Qué tan alta es tu vibración? ¡El cuestionario!............ 36

**Capítulo 2: Mentalidades y emociones: cómo controlarlas para una alta vibración**................................. 39
   La disciplina mental del CVi óptimo..................... 39
   Revisando cada día: ¿qué le está haciendo esto
      a mi vibración?...................................... 42
   La emoción de 90 segundos............................. 45
   El poder de lo neutral.................................. 48
   ¡Resuelve cualquier emoción negativa
      en 90 segundos o menos!............................. 53
   ¿Son malas las emociones de bajo nivel de vibración?..... 63
   Es importante cómo comunicas las cuestiones negativas... 65
   Emociones de alta y baja vibración...................... 67

**Capítulo 3: Prácticas que elevan la vibración**................. 73

**Capítulo 4: Prácticas que disminuyen la vibración** .......... 131

**Capítulo 5: Sustancias que elevan (y disminuyen) la vibración**. . . . . . . . . . . . . . . . . . . . . . . . . . . . . . . . . . . . . . . 157
    Agua pura rica en minerales. . . . . . . . . . . . . . . . . . . . . . 157
    Drogas y alcohol. . . . . . . . . . . . . . . . . . . . . . . . . . . . . . . 161
    Aceites esenciales y hierbas. . . . . . . . . . . . . . . . . . . . . . 164
    Café, cafeína y otros estimulantes . . . . . . . . . . . . . . . . . 166
    Contaminación *vs.* oxígeno y aire limpio. . . . . . . . . . . . 169

**Capítulo 6: Alimentos que elevan (y disminuyen) la vibración**. . . . . . . . . . . . . . . . . . . . . . . . . . . . . . . . . . . . . . . 173
    Plantas *vs.* animales, alimentos vivos *vs.* alimentos
        procesados, y otras comparaciones . . . . . . . . . . . . . . 176
    Un nuevo paradigma para pensar en la comida . . . . . . . . . 180

**Capítulo 7: El détox de alta vibración de 7 días** . . . . . . . . . . . . . 195
    Observaciones del détox que no esperaba . . . . . . . . . . . . . 196
    Beneficios para la salud del détox . . . . . . . . . . . . . . . . . . 200
    ¿Por qué estoy comiendo estos alimentos?. . . . . . . . . . . . . 204

**Capítulo 8: El plan détox de 7 días**. . . . . . . . . . . . . . . . . . . . . . 207
    Prácticas diarias para mejorar tu détox . . . . . . . . . . . . . . 208
    Tu rutina diaria de détox. . . . . . . . . . . . . . . . . . . . . . . . 210
    Sugerencias para el éxito . . . . . . . . . . . . . . . . . . . . . . . 211
    Menú: día 1 al 4. . . . . . . . . . . . . . . . . . . . . . . . . . . . . . 212
    Menú: día 5 al 7. . . . . . . . . . . . . . . . . . . . . . . . . . . . . . 213
    Lista del súper . . . . . . . . . . . . . . . . . . . . . . . . . . . . . . 214
    Recetas . . . . . . . . . . . . . . . . . . . . . . . . . . . . . . . . . . . 218
    Détox de cuerpo, mente y espíritu. . . . . . . . . . . . . . . . . 226

**Referencias** . . . . . . . . . . . . . . . . . . . . . . . . . . . . . . . . . . . 229
**Agradecimientos** . . . . . . . . . . . . . . . . . . . . . . . . . . . . . . . 231

*Introducción*

\* \* \* \* \* \* \* \* \* \* \* \* \* \*

# El gran descubrimiento vibracional

¿Quieres conocer los secretos del universo?

Lo digo en serio. ¿Quieres?

Hay un campo de fuerza a tu alrededor. *Y puedes sentirlo.*

Albert Einstein dijo: "Todo en la vida es vibración". Cada átomo en cada molécula oscila y está en movimiento y se puede medir espectroscópicamente.

En la época de Einstein aún no se podían medir los campos eléctricos alrededor de una cosa viva. Ahora es posible. ¡De hecho, la ciencia puede medir el fuerte efecto en tus ondas cerebrales de las frecuencias que mi corazón emite si estoy dentro de tu campo energético!

Y hay otros campos de energía sutiles de los cuales la ciencia puede medir su efecto, pero aún no puede precisar ni "ver".

Incluso los pensamientos, sentimientos y otros intangibles son simplemente energías.

Cuando comencé a leer acerca de las frecuencias energéticas hace varios años, me cautivó y comencé a investigar, entusiasmada con las posibilidades de este concepto de organización perfecta para medir literalmente todo lo que comemos, pensamos, hacemos, sentimos y decimos.

Los pensamientos en los que nos enfocamos, las formas en que reaccionamos a los factores estresantes en nuestro trabajo y nuestra vida en general, los alimentos que comemos y las sustancias que utilizamos para tratar los síntomas, todos tienen un efecto mensurable y demostrable en nuestras energías eléctrica y electromagnética, o "vibración".

Estas elecciones afectan nuestra vibración, que a su vez define el tipo de día que tenemos, la calidad de nuestro trabajo profesional e incluso la riqueza de nuestras relaciones y la cantidad y calidad de amor que tenemos para ofrecer a los demás.

Incluso, suavizar nuestras vibraciones sana el sistema inmunológico, despeja la mente, aumenta las hormonas reductoras del estrés —como la deshidroepiandrosterona (DHEA)— y disminuye las hormonas de alto estrés como el cortisol, según lo documentado por los estudios en el HeartMath Institute.

Todos deberían entender cómo elevar su vibración. Pero mientras muchos han escuchado vagas referencias al concepto, muy pocos saben lo que eso significa o cómo hacerlo.

En este libro te mostraré cómo las vibraciones de metabolizar tus emociones —la música cuidadosamente elegida, la luz, el agua, las palabras y otras personas, los exteriores, y las sustancias medicinales a base de plantas y los alimentos a base de plantas— pueden cambiar por completo las energías de tu vida. En pocas palabras, tus pequeñas elecciones diarias están afectando si vives en una frecuencia elevada o si experimentas oscilaciones crónicas.

La vibración es una tendencia: piensa en la frecuencia con la que alguien se refiere a si le gusta la "vibra" de alguien o si dice que está "resonando" o "vibrando" con una idea que se le presenta. Pero la mayoría de nosotros usa este vocabulario con poco conocimiento de su origen o su poder en nuestra vida. Creo que podemos cambiar el mundo con nuestro entendimiento y uso de él.

La "vibración" tiene sus raíces en los descubrimientos del gran científico serbio Nikola Tesla. Durante su vida, Tesla obtuvo unas 300 patentes en todo el mundo y descubrió que absolutamente todo tiene frecuencia eléctrica o energía vibratoria.

Tengo un Tesla Model S de color rojo cereza en mi garaje, no sólo porque me he vuelto loca sobre todo lo relacionado con este héroe mío, Nikola Tesla, y su homólogo moderno, Elon Musk, y no sólo porque el coche es rápido y sexy, sino también porque los autos eléctricos son un sueño para muchos de nosotros que imaginamos una vida sostenible en la Tierra para nuestros nietos.

Quiero disminuir mi huella de carbono y también ser parte del aumento en la vibración del planeta, empezando por ayudarte en este momento, hoy.

El visionario Elon Musk dio crédito donde merecía el crédito y no le puso al coche Musk. Lo nombró así por un hombre que pasó toda su vida persiguiendo energía, comenzando con un largo viaje a través del océano en un barco, donde le robaron todo menos dos monedas de un centavo que traía en el bolsillo.

Antes de llegar a suelo estadounidense, Tesla soñaba con canalizar las Cataratas del Niágara en busca de energía, a pesar de que nunca había estado en este continente ni había visto las grandes cascadas. (Curiosamente, otros dirían más tarde que las Cataratas del Niágara son el único lugar en la Tierra que llena todo el espectro: sonido, luz, agua.) Logró eso convirtiendo las cataratas en una fuente de energía para las necesidades humanas, a una década de llegar a Estados Unidos.

Como tantos otros genios científicos, era mejor innovando de lo que era negociando, y nunca logró una compensación económica significativa por los sorprendentes descubrimientos con los que otros hicieron millones.

Uno de los hallazgos más sorprendentes de su vida fue el hecho de que toda la materia tiene energía vibratoria o frecuencia eléctrica. Es decir, todos somos seres eléctricos, compuestos de células que vibran rápidamente. Cada átomo en el universo oscila a diferentes velocidades.

Muchas personas, supongo, están vagamente familiarizadas con este concepto. Después de todo, hay algunas canciones en la cultura popular al respecto. Para probarlo, les pregunté a mis seguidores de Facebook en la página de Green Smoothie Girl: "¿Qué significa la vibración alta para ti?"

Éstas son algunas de las respuestas que obtuve:

- "¿Tiene algo que ver con nuestra frecuencia?" (Angela S.)
- "Significa tu vibración de energía en conexión con el universo" (Cindy H.)
- "Marky Mark and the Funky Bunch: 'It's such a good vibration! Such a sweet sensation!'" (¡Es una buena vibración! ¡Una sensación muy dulce!) (Laura J.)
- "Todo tiene una frecuencia vibratoria. Los alimentos más saludables tienen las frecuencias más altas." (Kathy S.)
- "¿Sentarme en mi 'masajeador personal'?" (Shirley K.)
- "¿Mucho movimiento?" (Lauren B.)
- "¿Alguien que puede enviar buenas vibraciones a las personas alrededor de ellos? Ni idea." (Toni H.)
- "Aprovechar la energía proporcionada al comer alimentos vivos, aire limpio, agua limpia ¡y sol!" (Patricia S.)
- "Significa poderosas vibraciones de un terremoto: temblores y sacudidas." (Stephanie K.)

Independientemente de si las personas tienen la más mínima noción acerca de qué es la "vibración", no saben qué poderosas implicaciones tiene esto para todas sus elecciones, todos los días:

- Qué alimentos comes
- Cuánta agua bebes (y qué hay en esa agua)
- Las medicinas que tomas cuando te sientes mal
- En qué piensas mientras estás en el coche o bañándote
- Qué palabras eliges al expresarte
- En qué emociones te enfocas y qué haces con ellas una vez que las sientes
- Cuál es tu riesgo de enfermedad
- Cómo te sientes en un momento dado
- Cuál es tu posibilidad de felicidad
- Lo que estás atrayendo, en términos de otras personas, oportunidades y eventos

Eso, en resumen, es el poder de la vibración. Aprenderás en estas páginas sobre lo que llamaré tu coeficiente vibracional, o CVi, que es nada menos que tu medidor de salud y felicidad. Aprenderemos qué es, por qué es importante y cómo aumentar radicalmente tu propio CVi para la calidad de vida que quizá has soñado pero que nunca has sabido cómo lograr.

Voy a compartir un cuestionario contigo, para que sepas en qué punto estás empezando. Donde sea que estés ahora, ¡hay muchas posibilidades de aumentar tu CVi dramáticamente para cuando hayamos terminado!

Todo en el campo del bienestar, e incluso del crecimiento personal, puede y debe girar en torno al concepto básico y fácil de entender de que cada cosa que elegimos comer —y todo lo que elegimos pensar, sentir y hacer— disminuye o aumenta nuestra vibración.

Y esto hace toda la diferencia en si podemos lograr nuestro destino en este planeta.

La velocidad y el tono de tu propia vibración determinan el nivel de tu creatividad, tu salud física y emocional e incluso tu capacidad de amar. Por lo tanto, elevar tu vibración es la clave para superar las circunstancias ¡y lograr una vida más allá de tus sueños más locos!

Lo sé porque lo he aprendido, lo he utilizado y lo he logrado. Compartiré el lugar devastado y bajo desde el que comencé, y lo que ocurrió cuando realicé cada paso que exploraremos a lo largo del camino.

La frecuencia no es sólo un concepto científico abstracto. Está muy bien documentado en el campo de la física, en parte debido al advenimiento del microscopio electrónico, que nos permite estudiar partículas subatómicas en movimiento o energías.

Examinar las vibraciones y las energías tiene implicaciones poderosas y masivas para el logro de un ser humano durante su vida: implicaciones, de hecho, para la viabilidad futura de la especie humana en general.

Viviendo a una frecuencia consistentemente alta y fuerte, eventualmente estás logrando tu propio propósito divino, eres capaz de un código moral más elevado, y el yo o ego se vuelve menos importante que el propósito y la conexión y honra a cada ser vivo.

Vivir a 528 hercios (Hz), de hecho —la frecuencia del amor, de las cosas verdes, del núcleo del universo— es lo más cercano al Santo Grial, o el último estado humano del ser al que podamos llegar.

Estoy muy sintonizada con las frecuencias altas y bajas; frecuencias caóticas y fracturadas, y frecuencias fuertes y constantes, y tú también puedes estarlo. Probablemente estés más sintonizado de lo que crees. ¿Alguna vez has entrado en una habitación, y aunque las dos personas que están dentro no hablan, puedes asegurar por la carga en la sala que acaban de tener una discusión?

Seguramente has tenido la sensación cuando interactúas con alguien y simplemente no te cansas de esa persona, te encuentras frecuentándola, pidiendo su opinión e invitándola a tu casa. Y has tenido la experiencia opuesta, no soportas estar con alguien debido a sus frecuencias energéticas disonantes.

Sólo por esa razón querrás sintonizar cómo todos respondemos a las frecuencias. Si las personas con frecuencia elevada en este planeta pueden sentir la tuya, decodificarla y decidir sin siquiera pensar si quieren trabajar contigo o no, bueno, todos deberíamos prestar atención.

Esto ahora se puede medir con dispositivos electrónicos como el electrocardiógrafo, que produce un ECG (electrocardiograma) y puede mostrar el impacto en las ondas del corazón o en las ondas cerebrales cuando alguien en tu campo energético, tocándote o incluso a unos pocos centímetros de ti, emite vibraciones que conllevan emociones como la gratitud, la lujuria, la ira, la compasión o la vergüenza. Cada uno tiene una vibración específica.

Déjame mostrarte gráficamente cuán potentes pueden ser las frecuencias. La imagen de la siguiente página muestra dos electrocardiogramas, que cubren 200 segundos cada uno, de una persona que experimenta enojo (arriba) y una persona que experimenta gratitud profunda (abajo).

Ni siquiera tengo que usar palabras para explicar estas gráficas, simplemente observándolas, puedes saber cuál de estas dos instantáneas de 200 segundos de frecuencias se *siente maravillosa* y cuál se *siente horrible*.

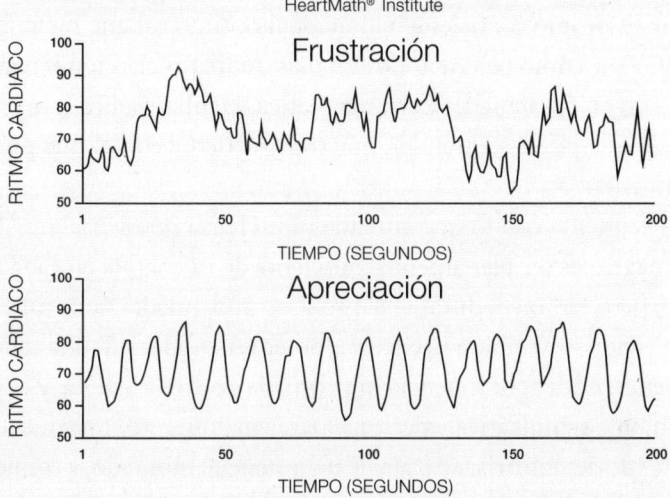

Te enseñaré cómo "sintonizar" y cómo pasar de esas frecuencias terribles a las bellas.

Sabemos por el color, la luz, las palabras, el agua, la música, la medicina y la ciencia que la vibración es real y que tiene todo que ver con tu salud, y más con tu felicidad.

El desarrollo de esta valiosa intuición y conciencia energética hará que tus relaciones sean más sólidas, más honestas y más gratificantes. Mejorará tu capacidad para realizar cualquier tipo de trabajo profesional y para comunicarte con más claridad y poder.

Los principios que aprenderás aquí tienen el poder de literalmente hacer vibrar las toxinas de tus células, permitiendo que absorban la nutrición de manera más eficiente y se curen y se vuelvan más resistentes a las enfermedades.

De hecho, lo que aprenderás aquí es la clave de la ley de la atracción, atraerás más de lo bueno y menos de lo malo a tu vida en todos los sentidos.

## Coeficiente vibracional: tu CVi personal

Lo que necesita ser explorado y llevado a la conciencia pública es cómo diseñar tu propio coeficiente vibracional óptimo (al que me referiré como CVi) y cómo pensar, todos los días, sobre tus elecciones relacionadas con tu frecuencia electromagnética. Hablaré sobre esto en un lenguaje que puedas entender, que sea práctico y con el que puedas experimentar.

Experimenta con lo que aprendas aquí hasta que sepas muy bien cuán mágico es ser plenamente consciente de tu energía en cada momento, pero también, durante el próximo año, puedes desarrollar un estilo de vida sostenible con energías potentes, sólidas y de alta calidad.

La energética es una ciencia impregnada de arte y belleza, y es profundamente significativa y personal para cualquier persona que tenga la suerte de descubrirla. Se trata de un potencial ilimitado, y comienza con los mismos fundamentos de toda la materia.

En este libro exploraremos cómo el magnetismo y la energía de la Tierra están aumentando, y cuáles son las emocionantes implicaciones de esto para los seres humanos.

Incluso las cosas "muertas" están vivas. Para no ser morbosos, digamos que fuiste a la morgue, sacaste un cajón que contenía un cadáver de tres días y cortaste un trozo de piel. Ya te estás encogiendo, pero ten paciencia, esto es interesante.

Digamos que colocas esa piel debajo de un microscopio de alta potencia. ¿Qué verías?

Podrías pensar que sólo verías quietud. Objetos, células… inmóviles.

Pero no verías eso en absoluto. Verías movimiento. Así es, incluso la carne muerta está en movimiento. (Por supuesto, las células del cadáver están vibrando a frecuencias mucho más bajas que las tuyas.) Si no estuvieran en movimiento, ¿cómo se convertiría ese cadáver en polvo?

Toda la materia está en movimiento y vibra energéticamente. Cada célula de tu cuerpo. Dado que cada célula participa en un órgano específico o es parte de él, la vibración del órgano también tiene una frecuencia específica, que puede medirse.

Y ese órgano contribuye a tu vibración general, que también se puede medir. Contribuyes a los campos energéticos de las personas que están a menos de un metro de ti, y esos campos electromagnéticos, eléctricos y otros de energía sutil son masas de electrones reales, documentables y giratorias en movimiento oscilante.

Es posible medir la frecuencia en ciclos por nanosegundo. Pocas personas lo miden o lo divulgan, lo cual es una tragedia. Estamos demasiado ocupados midiendo los ciclos de los planetas alrededor del Sol, o la velocidad por segundo de un vehículo, o la temperatura de una sustancia, o el valor calórico de los alimentos, o los gramos de proteínas, grasas y carbohidratos que contienen.

Tenemos muchas métricas en nuestra vida, pero la que destruye a todas las demás es ignorada. Hay tantas medidas diferentes que nos preocupan; sin embargo, tú, al leer esto, no tienes idea de cuál es tu frecuencia actual, en hercios o en cualquier otra unidad de medida, y mucho menos tu CVi óptimo.

De alguna manera, una medida muy poderosa que nos afecta a todos constantemente no se considera ni se describe en la ciencia de la alimentación aplicada ni en la ciencia médica que la persona promedio encuentra.

Pero sólo pensar en la frecuencia eléctrica puede transformar la forma en que ves a los seres humanos, el mundo y tu propio potencial en ese mundo.

## Así que sintamos la vibración

En todo el trabajo que se ha hecho sobre la ciencia de la vibración y la energía ha habido un amplio enfoque en la intuición y la espiritualidad y cómo nuestros pensamientos se convierten en nuestra realidad. Pero si bien no descuidaremos estas cosas, vamos a comenzar desde el principio.

Nos estamos esforzando por aumentar tu vibración de raíz: desde el combustible que eliges todos los días como alimento, los pensamientos que tienes y lo que haces con ellos, hasta en lo que inviertes tu tiempo libre. ¡Todo eso afecta las energías de todas tus células!

Después de todo, si manejas un Mercedes, no lo llenas con gasolina de menor calidad. Todos los conductores considerados que tienen un

Mercedes eligen gasolina de alta calidad. Cualquier otra opción es una locura, porque no ahorras en gasolina en un auto de 90 mil dólares.

Explicaré cómo las formas en que hemos sido entrenados para medir el valor de los alimentos son bastante inútiles y fabricadas por industrias impulsadas por los beneficios. Hay una nueva forma de ver la comida que es fácil de entender y que puede revolucionar la forma en que ves tus elecciones de alimentos todos los días. Puede que no sea lo que usa la industria alimentaria para medir los valores de los alimentos, pero es válido e importante.

Con este fin, voy a darte un menú détox de 7 días, que te mostrará lo que es posible. Hazlo conmigo, y tu mente explotará a medida que conectas los puntos entre tus síntomas, tu estado de ánimo y la vibración general, y lo que comes, piensas y haces a diario.

Y podría ser el eslabón perdido para echar a la calle de una vez por todas tus antojos y adicciones. Comprender las frecuencias energéticas cambiará la forma en que ves tu alimentación y tus motivaciones para comer tipos específicos de alimentos.

Una vez que logres esto, nunca volverás a sentirte igual. Protegerás tu gran vibración, como yo.

Cuando comprendas estos hermosos conceptos a medida que se desarrollan en estas páginas, te verás con mucho más potencial del que has considerado antes. Lo que aprendas puede transformar tus pensamientos, sentimientos y vocabulario, así como tu perspectiva de lo que eres capaz de hacer.

La velocidad de la vibración de todo tu ser determina el nivel de tu creatividad, tu salud física y emocional e incluso tu capacidad de amar. Por lo tanto, elevar tu vibración es la clave para superar las circunstancias y lograr una vida que puedes haber dejado de soñar hace mucho tiempo.

Una vez que comprendas qué es una vida de alta vibración, ¡no te conformarás con menos!

Entonces, aquí está el secreto para la salud: se trata de la vibración. Se trata de elegir alimentos, medicinas y prácticas que eleven tu vibración y te ayuden a descubrir tu CVi óptimo.

*Capítulo 1*

\* \* \* \* \* \* \* \* \* \* \* \*

# Cómo incrementar tu coeficiente vibracional cambiará radicalmente tu vida

### Fundamentos de la vibración

Antes de meternos de lleno al tema, debes comprender cinco conceptos científicos básicos sobre por qué una célula, una sustancia, un pensamiento o un ser humano tienen una cierta vibración.

Se pueden sentir las vibraciones (como movimientos de sismos), verse (ondas de luz) y escucharse (ondas de sonido). ¡Lo que registramos con nuestros sentidos es sólo una fracción de las frecuencias que nos rodean!

Por ejemplo, el oído humano puede escuchar aproximadamente 10 octavas del espectro de audio, pero puedes comprar un silbato de perro y soplarlo y no escuchar nada, sin embargo los perros lo escucharán y vendrán corriendo. Los elefantes y los topos pueden escuchar frecuencias muy por debajo del registro más bajo que puedas escuchar. Y las ballenas, los delfines y los murciélagos pueden escuchar tonos en el rango ultrasónico más alto de lo que podemos hacer nosotros.

Cuando el rango de frecuencias de sonido aumenta hasta la parte superior del espectro, finalmente se vuelven livianas. Y hay vibraciones de luz que son invisibles para el ojo humano, porque los colores también tienen "octavas", y cuando cambian de tono, cuando la frecuencia aumenta, finalmente no hay nada más que luz blanca brillante, que algunos creen que es la frecuencia de Dios.

Como con muchas otras cosas —como el hecho de que 90% de tu masa corporal no es realmente tu "cuerpo" (la mayoría de "ti" es material que no contiene tu ADN, como fluidos y organismos bacterianos)—, te limitas severamente si piensas que la única realidad es la realidad que ves, oyes y entiendes.

Ésta es la premisa fundamental de la física de Einstein y su revolucionaria fórmula $E = mc^2$, que finalmente condujo al floreciente campo de la física cuántica. Antes de que Max Planck, Einstein y otros "rompieran" la física newtoniana, el pensamiento científico asumió que el mundo estaba compuesto por maquinaciones, partes y procesos. La creencia predominante era que un cuerpo y las fuerzas que actúan sobre él, a través de las leyes del movimiento, explicaban fenómenos alrededor del universo.

Lo que ha evolucionado desde esa división en la teoría de toda la materia ha dado lugar a aplicaciones como imanes superconductores, láseres y resonancia magnética en medicina, microscopía electrónica, semiconductores y una comprensión de muchos fenómenos físicos y biológicos.

Estamos discutiendo la aplicación de los principios descubiertos en física cuántica a nada menos esencial y nada menos personal que si estás sano y feliz.

Comencemos por cinco principios básicos que debes entender antes de sumergirte.

## 1. Todo en el universo es energía

Puede que no pienses que el mueble que estás viendo o en el que estás sentado sea energía, pero lo es. Tu aliento es energía. Tu uña es energía. Incluso una roca es energía. Pero los pensamientos y las emociones, así como tu conexión con otro ser humano o animal, son también energía. De hecho, estás hecho de las mismas energías que se pueden encontrar en varios lugares alrededor del universo, ¡pero estas energías se han unido en una forma especial, única en tu tipo, que es exclusiva para ti!

## 2. Tienes un coeficiente vibracional

No tienes algo como un Fitbit en tu muñeca o un anillo de humor en tu dedo que sirva como tu barómetro de vibración. Pero deberías. Porque cuando estás vibrando a una frecuencia alta es más probable que consigas todo en tu lista de cosas por hacer hoy, o consigas un aumento este mes o, si vives de esta forma de manera consistente y sostenible, termines un doctorado y escribas un libro bestseller en los próximos cinco años. ¡O cualquiera que sea tu gran meta!

Cuando vibras a una frecuencia alta es más probable que encuentres a un socio de alta calidad y ames a ese compañero, y a otros que elijas, profundamente y a largo plazo, con paciencia y tolerancia. Es más probable que estés en paz con las peculiaridades y opciones de esa persona, incluso con las que te afectan.

Es más probable que te sientas alegre y animado a diario cuando te encuentres con pequeños aspectos positivos en tu entorno, como la risa de un bebé o un lindo amanecer, y es poco probable que experimentes estados de depresión o ansiedad a largo plazo.

Cuando el dispositivo de medición CVi que estamos imaginando dice que estás vibrando alto y fuerte, no te detienen las cosas que no van en tu dirección. Eres paciente, meticuloso y completamente cautivado por tus proyectos y tareas en ese increíble estado de flujo en el que pierdes la noción del tiempo y nada importa excepto la emoción de desplegar un patrón de tu proceso creativo, ya sea que dirijas un coro, juegues tenis o diseñes circuitos para ganarte la vida.

Cuando tu vibración es alta tus células se multiplican, dividen y llevan a cabo sus propósitos perfectamente durante toda tu vida hasta que se vuelven obsoletas y tienen una muerte celular natural, en lugar de arrastrarse lentamente por el torrente sanguíneo, privadas de oxígeno, en un medio ácido, muriendo prematuramente o mutando a células cancerosas que se hacen cargo de funciones saludables.

Cuando tu energía eléctrica es óptima, es probable que te apagues como un foco cuando hayas terminado la vida, en lugar de desvanecerte lenta y dolorosamente, como un atenuador de luz del sufrimiento humano de baja vibración.

### 3. Los iguales se atraen

Tu vibración energética, como un imán, en realidad atrae frecuencias similares. Entonces, cuando un ser humano de baja vibración que está enfermo mental, espiritual y físicamente se encuentra con otra persona de casi la misma frecuencia eléctrica, se atraen literalmente el uno al otro.

Esto a menudo se llama la ley de la atracción, y es una ley de la física con sus raíces en los descubrimientos de Tesla.

Del mismo modo —y éste es un concepto emocionante para tu futuro, una vez que hayas leído este libro—, un ser humano de alta vibración cuyo discurso versa sobre ideas creativas, literalmente vibrando con energía eléctrica, una persona que imagina resultados positivos y busca altas frecuencias en sus actividades, amigos y sentimientos, atrae a otros seres humanos que vibran a la misma frecuencia.

Una persona que toma decisiones de alta frecuencia atrae oportunidades y personas de alta calidad, ¡e incluso dinero! Por ejemplo, las personas que optan por las frecuencias altas como estilo de vida tienen el envidiable problema de elegir en cuál de las muchas oportunidades maravillosas que tienen ante sí enfocarse. Mientras que otros, que vibran crónicamente a bajas oscilaciones, no pueden encontrar un trabajo.

### 4. Una sustancia con una frecuencia más alta puede hacer que la vibración de una sustancia de baja frecuencia aumente

Este principio tiene implicaciones emocionantes e importantes para tu salud emocional, espiritual, mental y física. Si tener sustancias de alta vibración en tu campo de energía aumenta las tuyas, entonces el conocimiento sobre cuáles son esas sustancias (y cuáles son las de baja vibración) puede cambiar tu vida, simplemente a través de la conciencia y de elecciones pequeñas y fáciles todos los días.

Las personas en la sala en la que te encuentras, los dispositivos electrónicos en tu campo de energía, las sustancias que te pones en la piel y los alimentos que comes afectan tu vibración, a menudo de forma espectacular. Daré muchos ejemplos de esto más adelante.

## 5. Hay un opuesto a la ley de la entropía

Probablemente aprendiste en tu clase de física de secundaria que el universo pasa del orden al caos. Sin embargo, es un contrapunto fascinante que *los seres humanos pueden, y a menudo lo hacen, ascender a estados de vibración cada vez más altos.*

Mientras que muchos de sus pares están retrocediendo a frecuencias más bajas, hay personas que, según los estándares estadounidenses, están "envejeciendo" memorablemente —todos ellos mayores de 55 años—, que continúan aumentando lo que le dan al mundo. Éstos son ejemplos que quizá conozcas, y están entre mis héroes: Oprah Winfrey, Tony Robbins, el doctor Daniel Amen, Arianna Huffington, el doctor Peter Diamandis, Bono, Anne Lamott, Richard Branson, el doctor Gabriel Cousens, Bob Proctor, Jimmy Carter, Deepak Chopra, Louise Hay, Marianne Williamson, Byron Katie y el Dalai Lama.

Recientemente hubo un descubrimiento emocionante que contradice nuestra tendencia a pensar que el mundo va de mal en peor. De hecho, hay implicaciones emocionantes para los seres humanos en el descubrimiento científico de que ¡la Tierra ha aumentado en frecuencia en los últimos años!

Hemos hablado del principio de la física cuántica de que algo de una frecuencia más alta puede hacer que la vibración de algo con una frecuencia más baja aumente, así que el punto aquí es que ¡tienes el impulso del suelo debajo de ti, la misma polaridad del eje del planeta, para que te ayude a aumentar tu nivel!

\* \* \*

Puedes mejorar la calidad de tu carrera, tu humor, tu salud física, tu pareja, tu vida familiar, y mucho más, simplemente aprendiendo y aplicando los conceptos que exploraremos en este libro.

Cuando estamos funcionando a bajas vibraciones, tenemos pensamientos negativos repetitivos que secuestran cosas más productivas que podrían estar sucediendo en nuestro cerebro. Atraemos personas negativas, eventos, dramas y actividades adictivas a nuestra vida. No podemos entender por qué otras personas hacen lo que hacen, y parece que no podemos salir de su órbita, por lo que nos sentimos víctimas de ellas. No estamos en sintonía con las vibraciones de los demás porque las nuestras son gruesas, pesadas y lentas, por lo que tendemos a tomar malas decisiones en las relaciones, la carrera y la vida.

A menudo nos quedamos sin energía y vivimos como si estuviéramos bajo una nube oscura y pesada. La vida es un desafío y somos más propensos a la depresión. Sentimos que estamos atrapados en la parte inferior de la pila o luchando para salir de estar perdidos en medio de una multitud. Cuando una cosa sale mal, como fichas de dominó alineadas, más y más cosas salen mal: pierdes tu trabajo, no pagas el recibo de la luz, te cortan la luz… ¿Entiendes la idea?

Pero cuando operamos a frecuencias más altas tenemos pensamientos positivos, a menudo somos optimistas y entusiasmados, y atraemos a personas, eventos, actividades y resultados positivos. La vida es mucho más amena que la de nuestros vecinos de baja vibración, sin los "choques" emocionales, y aunque a veces las cosas pueden salir mal, retomamos el camino rápido porque somos claros y saludables en nuestros pensamientos, intuitivos y atentos en nuestras relaciones, creativos en nuestro trabajo, y estamos en paz.

Tendemos a disfrutar el día, dormir bien y mirar hacia el futuro. Brillamos, estamos en la cima de nuestro juego a menudo, y vemos los reveses como lecciones de vida útiles y temporales. Como uno, dos, tres individuos de alta calidad nos buscan, otros lo ven y quieren trabajar con nosotros, salir con nosotros o hacerse nuestros amigos también. Una promoción tras otra conduce a puestos directivos o trabajos de nivel ejecutivo, y los *headhunters* nos llaman periódicamente, en caso de que estemos disponibles.

Éstos son simplemente ejemplos de la trayectoria y el ímpetu de las energías: los negativos generan más negativos, y los positivos generan más positivos.

Pero quiero compartir contigo la historia que me llevó a escribir este libro en primer lugar.

## Mi historia: de baja vibración a alta vibración

Mucho antes de descubrir la ley de la atracción (a la que originalmente tuve una reacción muy negativa) y la ciencia de Nikola Tesla, estaba viviendo una vida con muy poca vibración. Y sólo tenía veintitantos años. ¿No se suponía que eso era lo mejor de mi vida, mi juventud?

Desde los 18 hasta los 28 años comí la dieta estadounidense estándar. No engordé de la noche a la mañana. Fue largo y lento, tan gradual que apenas noté el aumento mes a mes. Dos años después de la universidad, tres años después de mi boda, tenía 30 kilos de sobrepeso y un trabajo de escritorio, y nunca me sentí muy saludable. (Más tarde, con el embarazo, ganaría aún más peso hasta alcanzar un máximo de 93 kilos.)

Éstas fueron las características diarias de mi vida. Yo lo llamo:

### Mi vida de baja vibración (mis veintes)

1. No moví mucho mi cuerpo. En las ocasiones en que caminaba 1 km terminaba exhausta. Sufrí. Evitaba practicar los deportes que siempre me habían gustado.
2. Nunca quise hacer nada ni ir a ningún lado. Las vacaciones familiares parecían abrumadoras: la planificación, la incertidumbre y, ¿qué pasaría si no tenía energía cuando llegara ahí? Entonces no íbamos.
3. La ambición natural con la que nací disminuyó mucho, si no es que desapareció. Obtuve un título avanzado y escribí un libro cuando era joven. Pero todo mi impulso había desaparecido en un enérgico agujero negro.
4. Mis hijos pequeños probablemente deseaban que alguien más fuera su madre. Estaba de mal humor e impaciente.
5. Me enfermaba muy seguido. A veces incluso requería antibióticos. Un invierno ¡estuve enferma 10 veces!
6. Rara vez quería tener sexo. Requería demasiada energía. ¡Y aquí estaba yo, a la edad en que se supone que todos deben tener sexo como conejos! Esto no ayudaba a mi relación con mi esposo.

7. Todo lo que quería hacer era dormir, comer y ver televisión. La mayoría de los días eso fue todo lo que hice. (Como es de esperar, éstas son las actividades de menor vibración en las que los humanos participan.)
8. Cualquier evento negativo, sin importar cuán pequeño, me afectaba emocionalmente. Una pequeña discusión con mi esposo podía hacer que llorara.
9. Pasé mucho tiempo pensando y hablando sobre mi infancia de abuso y trauma, así como sobre otros eventos negativos en el pasado.

Puedes relacionarte con mi historia. Después de todo describe a la mayor parte de la población.

Afortunadamente, incluso en ese estado tan bajo, comencé a descubrir algunas verdades emocionantes que transformarían de manera radical mi vida. Eran tan emocionantes —absolutamente todo en mi vida comenzó a mejorar— que quería contarles a otros.

Una vez que pongas en práctica aunque sea una de las cosas que te enseñaré en este libro, comenzarás un impulso enérgico, ¡y cada acción que realices será más y más fácil! (Recuerda la ley de la física de que los cuerpos en movimiento tienden a mantenerse en movimiento. Y el corolario es que los cuerpos en reposo tienden a permanecer en reposo, por lo que dar un primer paso es importante y hace que algo muy emocionante comience.)

No tengo que convencerte de que todos los días cuento con las características de alta vibración de mi vida mencionadas en la lista a continuación, porque te puedes imaginar que no me comprometería a una gira de 88 ciudades en 2014 mientras criaba a cuatro niños sola y dirigía una empresa con 15 empleados si no pudiera depender de una energía, un estado de ánimo y una salud óptimos.

Y no es que tenga una dieta perfecta, porque no es así. (¿Quién la tiene?) Es que descubrí lo que más importa: los tipos de alimentos que debo comer todos los días en formas que funcionan para mí. Y me enfoco en eso.

La mayoría de nosotros estamos completamente confundidos acerca de cuáles son los aspectos esenciales de la nutrición y el bienestar, porque hay mucho ruido por ahí, con todos los cultos de los alimentos y el marketing y las nuevas dietas compitiendo por la atención.

Estoy a punto de compartir contigo las sorprendentes características de mi vida con las que cuento todos los días, después de 50 viajes alrededor del Sol. La vida que describiré caracterizó toda la década de mis cuarentas y ahora continúa en mis cincuentas. Y sé cómo mantenerla.

Me siento mucho mejor que cuando tenía 25 años, hace la mitad de mi vida. Y llamo a esto:

### Mi vida de alta vibración (mis cuarentas y cincuentas)

- Juego deportes competitivos, he avanzado en las clasificaciones de tenis tres veces en mis cuarentas al nivel de 4.0 y corro ocho kilómetros la mayoría de las mañanas. Todo eso *me da* energía, en lugar de agotarla.
- Tengo toneladas de energía. No la mido, la raciono, reparto pequeñas cantidades, cuento con ella y planifico y ejecuto cosas ambiciosas.
- Requiero menos horas de sueño; seis horas por noche es perfecto.
- Siempre estoy lista para una aventura, especialmente si es viajar. ¿Senderismo, esquí, un fin de semana de yoga? ¡Cuenta conmigo!
- Me despierto entusiasmada con mi día, haciendo listas, soñando con planes para mi negocio o mi próximo viaje con los niños o mis amigos.
- Tengo un temperamento equilibrado, sin choques emocionales, sin síndrome premenstrual, sin ira.
- Tengo relaciones positivas y divertidas con mis hijos y otras personas.
- Mi libido es lo que debería haber sido en mis veintes.
- Los reveses en la vida no me vuelcan, a pesar de que he tenido todos los "golpes grandes" en mis cuarentas, incluido un divorcio y otras cosas difíciles.

- Soy más capaz de resolver problemas, así que logro objetivos más grandes y audaces.
- Ni siquiera puedo imaginarme viendo la televisión. Tengo demasiadas cosas más interesantes en mi lista de cosas por hacer.

¿Cómo sería *tu* vida de alta vibración? ¿Te atreves a soñar con eso?

Sueña en eso conmigo. Comienza por quererla.

Puede que pienses: ella les está hablando a todos menos a mí. Soy una causa perdida. Todo duele, tengo mucho más problemas que los 16 kilos extra que mencionó antes, y ni siquiera puedo recordar sentirme bien. Estoy agotado, estoy tomando todo tipo de pastillas y ni siquiera puedo contar los diagnósticos que los médicos me han dado.

*Sí*, estoy hablando contigo. *No* estás leyendo el libro equivocado. *No* eres una causa perdida. Escribí este libro precisamente *para ti*, y estoy a punto de decirte algo que creo que te emocionará y te dará un poco de inspiración.

Eso es todo lo que necesito, una chispa que se encienda. Puedo trabajar con eso. Si aún no crees que la vida de alta vibración que acabo de describir es posible para ti, está bien. Sólo sigue leyendo. Probablemente sea porque no lo has experimentado en mucho tiempo, o quizá nunca. Sin embargo, has tenido momentos, vislumbres de eso.

Sabes algo de lo que es la energía alta y hermosa, desde hace mucho tiempo. ¿Recuerdas correr una carrera en la escuela primaria, donde sentías que estabas volando y rebasando a todos los demás? ¿Has experimentado momentos, incluso horas, de "gracia pura", cuando todo en el mundo se sintió bien y en paz, y tu trabajo y tus esfuerzos se desarrollaron con facilidad?

¿Alguna vez has experimentado admiración y un amor puro hacia otro ser humano, sin expectativas, exigencias o resentimiento, sólo amor?

Si aún no estás en la zona de esperar, requerir y atraer altas vibraciones puras a tu vida, iremos en este momento. ¡Lo pediré y creeré en eso por ti! Creo que *tu vida de alta vibración* es posible y está a la vuelta de la esquina.

Aumentar tu coeficiente vibracional (CVi) es nuestro objetivo: desde ahora hasta cuando termines de leer este libro, y mientras completas el détox de 7 días.

Mi trabajo aquí es mostrarte que esto es el resultado de elecciones diarias pequeñas y consistentes —y el reinicio radical que vamos a lograr en sólo una semana— ¡dándote una idea de lo que es posible!

Ahora, si hace unos momentos resonaste con la idea de: "No, es demasiado tarde para mí, estoy demasiado enfermo o soy demasiado viejo", simplemente debes leer esto:

¿Sabes lo que tu hígado hace por ti? ¿De cuántas maneras te sirve?

¿Te sorprendería saber que los científicos que estudian la fisiología humana estiman que el hígado tiene entre 500 y mil funciones en el cuerpo humano?

Guau. Si tienes un hígado (y estoy bastante segura de que lo tienes), tómate un minuto para agradecerle. Díselo. Pon tus manos sobre él, justo debajo del lado izquierdo de tu caja torácica. Está bien, nadie está mirando. Ese increíble órgano recibe muy pocos elogios de parte tuya, por lo que se lo debes:

"¡Gracias, hígado, por todas las formas en que me sirves!"

Maravíllate de tu hígado por un minuto. Incluso mientras estás dormido, tu hígado está funcionando. En realidad filtra por completo el suministro de sangre cada cuatro minutos. ¿No es increíble?

Y esto es aún más emocionante: ¿sabías que remplazará cada célula de tu hígado en los próximos 90 días?

Es cierto.

Si tu hígado hace al menos 500 cosas para ti, ¿crees que podría haber una diferencia en la forma en que te ves, o en la forma en que te sientes, si construyes tu próximo hígado con diferentes materiales? ¿Mejores materiales? ¿Materiales de alta vibración?

En tres meses a partir de ahora, puedes y tendrás esencialmente un hígado nuevo. ¿Crees que haya una diferencia en la forma en que funciona el hígado si está hecho de papas fritas y refrescos de dieta *versus*, tal vez, licuados verdes caseros, por ejemplo?

Es algo en lo que pensar. Puedes obtener resultados espectaculares y rápidamente. Pero no puedes tenerlos si la comida chatarra y los refrescos son lo que llena tu carrito en tu próxima ida al supermercado. Puede que no obtengas esos resultados espectaculares si no estás dispuesto a renunciar al tiempo de televisión a cambio de un poco de cuidado personal que genere vibraciones altas.

Pero es emocionante pensar que puedes ser, literalmente en cientos de formas, una nueva persona en sólo tres meses.

## La ley de la atracción

Cuando vi la película *El secreto*, hace muchos años, no me impresionó. De hecho, puse los ojos en blanco y les dije a todos los que alguna vez lo mencionaron lo tonto que pensé que era.

Como con muchas cosas, no lo entendí al principio. Todavía tengo algunas de las mismas reacciones que tuve entonces, aunque más tarde mis estudios de frecuencias hicieron de la ley de la atracción un principio realista, comprobado y muy valioso para mí.

Una de mis principales reacciones negativas fue que si uno no entendía completamente la ley de la atracción, podía ver la película y reducir este importante principio al "pensamiento ilusorio". O, en palabras de la religión, existe el peligro de que la película se convierta en un medio para "la fe sin obras". Puse los ojos en blanco al pensar que podía conducir en el estacionamiento de Wal-Mart y "manifestarme" para conseguir un lugar en la primera fila en lugar de uno lejos de la entrada. (Que fue, recuerdo, uno de los ejemplos utilizados en la película.)

No necesito encontrar un lugar de estacionamiento en la primera fila todo el tiempo, y mi mente a veces demasiado analítica pensó: "¿Qué hay de las demás personas que no obtuvieron un lugar en la primera fila porque yo lo ocupé?"

Además, no creo que un millón de dólares va a caer del cielo y golpearme la cabeza sólo porque así lo deseo. Ésta fue una de mis quejas con respecto a cómo sentí que la ley de atracción se reducía o transmitía en la película.

Es un poco más complejo que eso, aunque también es bastante simple. El hecho es que, cuando tenemos una idea positiva, hace que una acción positiva de seguimiento sea 100% más probable, lo que luego lleva al resultado deseado. Ahora, eso puede ser más aburrido que pensar que puedes apretar los ojos y querer, con todas tus fuerzas, ganar la lotería, y mágicamente sucederá.

Y pensé que era una farsa que alguien pudiera ver esa película y pensar, sin razonarlo, que si una persona desea algo lo suficiente, sucederá.

Pero querer algo lo suficiente realmente hace que sea más probable que suceda. La intención es poderosa, como lo demuestran miles de estudios.

Cuando tenía 22 años me propuse el objetivo de estar completamente sin deudas, incluyendo ser dueña de mi casa y de una segunda casa, y tener suficiente dinero para tener un ingreso de interés pasivo para financiar un estilo de vida cómodo. Hice los cálculos y sabía cuántos millones de dólares necesitaba y cómo tendría que invertirlos.

Establecí ese objetivo porque la seguridad financiera es muy importante para mí. "Las cosas" no son particularmente interesantes para mí. La seguridad contra la incertidumbre, la ansiedad y las recesiones económicas es lo que me alimenta.

Lo quería porque había planeado trabajar hasta que fuera mayor, independientemente de si necesitaba el dinero o no. No me interesaba (¡aún no me interesa!) vivir en un campo de golf o en la playa y beber margaritas todo el día. Quería hacer un trabajo hermoso y significativo que bendijera la vida de otras personas, sin preocuparme si estaba ganando dinero. Quería que mis últimas décadas fueran de servicio y enseñanza al mundo, a cualquiera que escuchara, sobre los pequeños fragmentos de sabiduría radical que había aprendido en mis primeros 50 años. Quería pasar más tiempo siendo la maestra que nací para ser. (Soy la mayor de ocho hermanos y encontré formas de ser maestra, aunque a veces mandona, desde muy joven.)

Pero no logré este gran objetivo financiero simplemente porque lo deseé, y luego me quedé en casa viendo televisión, leyendo novelas y comiendo donas y deseando, deseando y deseando.

Lo logré porque ponerle palabras, crear una intención de alta frecuencia (energía enfocada), y recordármelo constantemente impulsó la acción masiva durante 25 años, conduciendo al logro de ese objetivo después de una cantidad épica de trabajo.

Lo logré debido a todas las otras prácticas de nivelación energética que aprendí en el camino, lo que me permitió aprovechar mis energías creativas para convertirme en un éxito, a pesar de los grandes desafíos, como ser madre soltera los últimos nueve años.

Las energías de elegir ese gran objetivo eran absolutamente necesarias para que eso sucediera, esa libertad financiera que estoy segura casi todos quieren. No fue sólo un primer paso. Fue el combustible que alimentó mis acciones y educación y todos los pasos a lo largo del camino.

Me llevó más años de lo que pretendía. Mi objetivo era tener todas esas inversiones en orden, con ingresos de interés sostenibles para financiar mi vida, a los 40 años. Logré el objetivo a los 48.

Y, por supuesto, ahora tengo más objetivos.

Como es normal, tuve muchos reveses en el camino, tales como no tener una pensión alimenticia, ni herencia, ni inversionistas, esas ventajas disfrutadas por muchos que hacen su fortuna. Como un divorcio, que casi siempre hace que la gente retroceda financieramente. Como los niños yendo a la universidad y necesitando autos y otras cosas, y tener que financiarlo sin la ayuda de un compañero. Como un conflicto con una compañía de mil millones de dólares que me causó la pérdida de ingresos para la que había trabajado durante dos años y medio. Como tres empresas diferentes que fracasaron a lo largo de los años. Como un empleado robando dinero de mi empresa y yo perdiendo dinero en inversiones y asociaciones comerciales. Todo esto me hizo retroceder, me alejó de la meta, y me exigió comenzar varias veces, trabajar duro, construir algo, solucionar problemas todos los días y aprender constantemente.

Lo que hagas con tu vida, ya sea que hagas algo bello, absolutamente debe comenzar con intención. También existe la ley de la cosecha que debe seguir a la ley de la atracción.

Es decir, cosechas lo que siembras.

Pero exploraremos a profundidad cómo incluso las peores cosas que nos suceden se traducen en una poderosa, innegable y arraigada resistencia. La fuerza del personaje, se podría decir. He estado fascinada toda mi vida y he observado con gran interés cómo la gente demuestra quién es cuando está en su hora más oscura.

Reconócelo como la energía en el espacio correcto en el momento correcto, con un propósito que se revelará. Porque ocasionalmente un pensamiento pequeño pero radical se convierte en un movimiento global que mejora el curso de la vida en este planeta.

Y a menudo un pensamiento pequeño puede cambiar tu vida entera. Porque, después de todo, no te conviertes en lo que eres a pesar de tus desafíos. Te vuelves profundo, sabio y bueno, literalmente, gracias a ellos.

## Tu CVi óptimo

Repetiremos el principio de la física cuántica que compartí contigo antes: una sustancia con una frecuencia más alta puede hacer que la vibración de una sustancia de baja frecuencia aumente.

*Alta* es una medida, pero *sólida*, *conectada a tierra* y *consistente* son otros aspectos, y si parecen mutuamente excluyentes con un alto nivel de vibración, no lo son. A veces tienes que reducir la velocidad para acelerar. Y no hay sólo una frecuencia que sea perfecta para ti en todo momento. Hay frecuencias creativas, y hay frecuencias de reposo más bajas y más pacíficas; obviamente, no quieres que tu cerebro se dispare con ideas a medianoche en un estado de alta frecuencia. Los estados alfa, beta y theta son apropiados en diferentes momentos.

Pero el problema, entonces, sin ser particularmente científico, y tal vez excesivamente simplista, es doble: qué tan *bajas* son tus frecuencias (la persona que simplemente no puede levantarse del sofá o está crónicamente enojada o deprimida) y cuán *caóticas* son (la persona que no puede mantenerse enfocada y que toma decisiones basadas en el momento en lugar de ver por sus intereses a largo plazo).

Y ésos son nuestros estados de vigilia. Por supuesto, a veces tampoco disfrutamos de frecuencias pacíficas y estacionarias por la noche.

Encontrar tu CVi óptimo y cambiar rápidamente cualquier frecuencia descendente, cuando sea necesario, requiere un conjunto de habilidades. Vamos a comenzar con el conocimiento. Pero también voy a sugerirte algunas cosas prácticas y útiles que puedes hacer para mantener tu vibración alta y constante todos los días de tu vida, ¡ahora!

### ¿Qué tan alta es tu vibración? ¡El cuestionario!

Este cuestionario no pretende hacerte sentir mal. De hecho, uno de los principios de tu nueva vida que utiliza una mayor energía es observar más a menudo, no sólo para aumentar la conciencia sino también para disminuir el juicio. Por lo tanto, haz este cuestionario de 14 preguntas para medir dónde quieres que estén tus mejoras, ¡no para infligir más daño a tu psique con duros autojuicios! Mi intención aquí es ofrecer puntos de referencia para ayudarte a identificar las áreas en las que deseas enfocarte.

Responde honestamente a cada pregunta y suma todos los puntos; luego evaluaremos lo que indican tus puntos totales sobre la vibración de tu vida.

Si prefieres realizar un cuestionario de puntaje automático, lo encontrarás —así como una meditación de yoga cinco en uno y muchos otros regalos especiales que he hecho para mejorar tu vida de alta vibración— en GreenSmoothieGirl.com/VibeResources.[1] (Aunque me referiré a la página de recursos muchas veces en el libro, no repetiré la URL, ¡así que marca esta página!)

---

[1] La información en la página de recursos se encuentra en inglés, ya que está en el sitio web original de la autora.

*Cómo incrementar tu coeficiente vibracional cambiará radicalmente tu vida* 37

Califica la cantidad de cada cosa en tu vida.

    **1** = Rara vez o nunca
    **2** = Menos que diario u ocasionalmente
    **3** = A menudo o diariamente

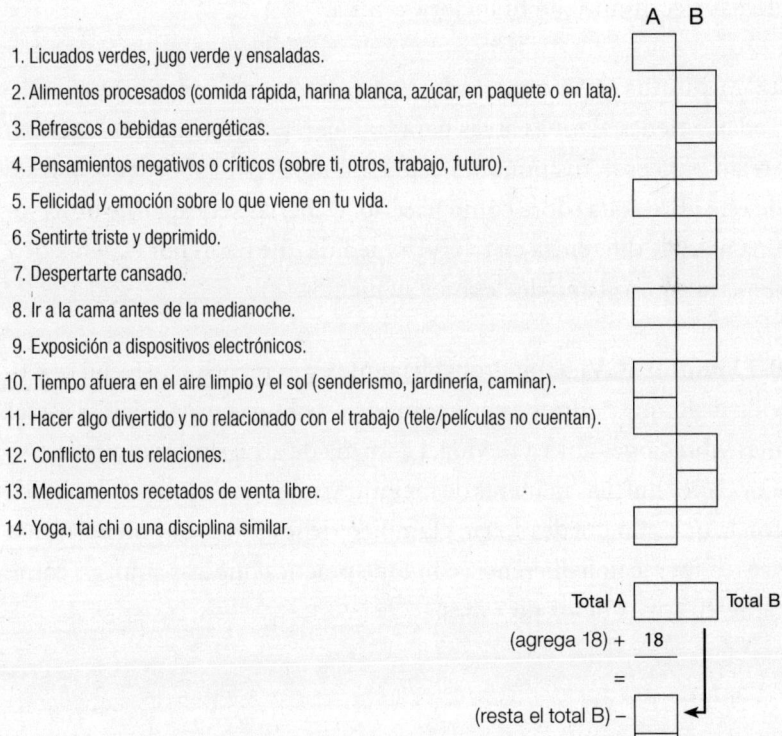

1. Licuados verdes, jugo verde y ensaladas.
2. Alimentos procesados (comida rápida, harina blanca, azúcar, en paquete o en lata).
3. Refrescos o bebidas energéticas.
4. Pensamientos negativos o críticos (sobre ti, otros, trabajo, futuro).
5. Felicidad y emoción sobre lo que viene en tu vida.
6. Sentirte triste y deprimido.
7. Despertarte cansado.
8. Ir a la cama antes de la medianoche.
9. Exposición a dispositivos electrónicos.
10. Tiempo afuera en el aire limpio y el sol (senderismo, jardinería, caminar).
11. Hacer algo divertido y no relacionado con el trabajo (tele/películas no cuentan).
12. Conflicto en tus relaciones.
13. Medicamentos recetados de venta libre.
14. Yoga, tai chi o una disciplina similar.

Total A    Total B

(agrega 18) + 18

=

(resta el total B) –

PUNTUACIÓN

**22-28 puntos / CVi alto:** Estás haciendo una gran labor hacia una vida de alta calidad; es probable que otros lo noten y quieran aprender de ti o estar cerca de ti más tiempo. Estás alentando y te encuentras en una categoría rara de personas autodisciplinadas y felices. Siempre podemos hacer mejoras, y es probable que leas este libro para tener aún más posibilidades y para enseñar a otros. Buen trabajo: sé un faro para los demás y continúa con tu mejora gradual.

**13-21 puntos / CVi moderado:** Ya has hecho un trabajo en tu vida. Todavía tienes algunas áreas para trabajar, ¡y has venido al lugar correcto para eso! Tus puntajes bajos son áreas para abordar, y el resto de este libro trata sobre cómo hacerlo. Deberías ser capaz de observar una notable diferencia en tu CVi a medida que pasas por el détox de 7 días, así como el año de desafíos siguientes.

**0-12 puntos / CVi bajo:** Probablemente estés menos satisfecho con tu vida de lo que podrías estar y tomaste este libro porque deseas atraer más vibraciones altas a tu vida. La forma de atraerlo es convertirte en él, y tienes muchas maneras de mejorar y subir una escalera a una vida con la que sólo puedes soñar. ¡También tienes el mayor potencial para ver realmente una diferencia con cada práctica que leas aquí, así como también con el détox de 7 días!

*Capítulo 2*

✶ ✶ ✶ ✶ ✶ ✶ ✶ ✶ ✶ ✶ ✶ ✶

# Mentalidades y emociones: cómo controlarlas para una alta vibración

### La disciplina mental del CVi óptimo

Este capítulo trata sobre la atención plena y la elección en tus pensamientos y emociones. Aprender a disciplinar tu mente es tan importante como comer alimentos naturales con muchos nutrientes. Obtener una comprensión firme de esto puede ayudarte a nunca más estar a merced de los pensamientos y sentimientos negativos.

¿Cuántos libros has leído que, además de hacer una buena conversación durante la cena, no los usaste para elevar tu nivel de vida? ¡No permitamos que *este* libro sea así!

Utiliza esta información que estás obteniendo para ser realmente claro contigo mismo, todos los días, sobre si estás elevando o bajando tu nivel de vibración a medida que avanza la vida, hacia tu mayor contribución o hacia una contribución decreciente. Puede suceder casi imperceptiblemente. Pero pregúntate ahora mismo cuál estás haciendo.

¿Estás en el largo y lento declive? Lo que a todos nos gusta llamar "envejecimiento", pero que realmente es en su mayoría un declive físico y mental innecesario.

Si sientes que vas cuesta abajo, no es demasiado tarde para cambiar eso. Las acciones que puedes tomar para nutrir tu salud física, emocional y mental las he cuidadosamente compartido en este libro porque son muy efectivas. Todas han sido clave para cambiar mi propia vida, y hay datos publicados sobre el poder de todos y cada uno de los principios que estamos sacando a la luz en este curso.

Lo que voy a enseñarte no será eficaz a menos que estés dispuesto a abandonar algunas creencias posiblemente arraigadas, incluso algunos elementos de tu identidad. ¿Estás abierto a eso?, ¿a dejar ir cosas que no te están sirviendo?

Porque dependiendo de cómo respondas las siguientes preguntas, puedes cambiar tu vida absolutamente de maneras que serán increíblemente poderosas, para redirigir tu trayectoria hacia arriba.

¿Te ves a ti mismo —sé muy honesto en este momento, esto es importante— como víctima de las circunstancias, sin controlar tu vida? ¿Sientes que normalmente te suceden cosas malas?

Si no estás seguro, ve a la página de recursos y haz el examen de *locus de control*, un pequeño cuestionario desarrollado por Julian B. Rotter en 1966. Si obtienes puntajes bajos, de 0 a 5, eres alguien que tiene el control de su vida. Si estás en el extremo superior, de 9 a 13, eres alguien que siente que el destino u otras personas o fuerzas fuera de su control manejan su nave.

Ahora puedes estar pensando:

*¡No es mi culpa que tenga cáncer!*

*No pude evitar que mi esposo me dejara por la vecina; ¡fui una buena esposa!*

*Hice mi mayor esfuerzo en mi negocio, ¡pero falló de todos modos!*

Lo entiendo. ¿Estás pensando algo como esto? ¿Cuáles son tus resistencias personales?

Si estuviéramos hablando cara a cara, sonreiría y asentiría y te validaría mientras dices cosas de esta naturaleza. Y luego te diría gentilmente que ése no es el punto. En absoluto. Recuerda: si tienes más de 40 años, te han sucedido cosas que no esperabas. Y quiero decir que te han pasado *cosas cabronas*.

A ti, a mí y a todos los demás que conocemos. (Esto es empíricamente fácil de documentar, está en una gran cantidad de investigaciones publicadas.) Y no todo es culpa nuestra.

Pero lo que hacemos a continuación es donde los éxitos se separan de los fracasos.

¿Qué hacemos con los contratiempos? ¿La forma en que procesas tus desafíos en la vida, cómo hablas sobre ellos y cómo los usas después del hecho en tu conducta, aumenta tu vibración y lo que contribuyes en el mundo? ¿O lo que haces con tus desafíos devastó tu frecuencia y la de todos los que te rodean?

Lo que está claro, en la investigación, es que si optamos por el éxito o no depende de si creemos que influimos en el resultado. Algunas ideas clave:

- La *autoeficacia* se refiere a creer que eres capaz de tomar medidas que mejorarán tu situación. Esta creencia es un aspecto importante de la motivación y el comportamiento humanos e influye en la acción (o inacción) para cambiar tu vida.
- La autoeficacia afecta tu capacidad de aprender, tu motivación y tu rendimiento. Por lo general intentamos aprender y realizar sólo aquellas cosas en las que creemos que podemos tener éxito.
- Una influencia importante en la toma de decisiones es la creencia en la relevancia personal. Cuando crees que lo que decidas importa, es más probable que tomes una decisión (decidir si votar o no en una elección, por ejemplo).
- El *locus de control* describe el grado en que percibes que los resultados son la consecuencia de tu propio comportamiento frente a las fuerzas externas. Aquellos con un locus de control interno creen que son los únicos responsables de su propio éxito (trabajo duro, talento, decisiones, atributos personales). Aquellos con un locus de control externo creen que las fuerzas externas afectan los resultados de su vida (destino, suerte, acciones de otros).

Como dijo Gandhi: "El hombre a menudo se convierte en lo que él cree que es. Si sigo diciéndome a mí mismo que no puedo hacer una determinada cosa, es posible que termine por ser realmente incapaz de hacerlo. Por el contrario, si tengo la creencia de que puedo hacerlo, seguramente adquiriré la capacidad de hacerlo, incluso si no la tengo desde el principio."

¿Controlas todo en tu vida? No.

¿Tienes control sobre más de lo que crees? Probablemente sí.

¿Tienes que saber la diferencia, dónde invertir tu tiempo y qué soltar? Por supuesto que sí.

Pero el mayor diferenciador entre las personas exitosas y no exitosas, las personas sanas y las personas enfermas, es:

Los exitosos toman medidas. Creen que lo que hacen es importante, que pueden influir en el resultado. Aprenden de sus problemas; ellos avanzan; dejan ir el trauma y lo liberan en el universo con paz.

Los fracasados son derrotistas y se ven a merced de los demás y de los caprichos de las circunstancias.

¿Cuál eres tú?

## Revisando cada día: ¿qué le está haciendo esto a mi vibración?

Las personas mayores de 55 años son un gran grupo para observar, si te interesa la calidad vibratoria de la vida. Las decisiones que han tomado hasta este punto determinan si están evolucionando, como lo hace una pequeña minoría —aportando un gran valor a sus familias, a sus comunidades, al mundo— debido a toda esta increíble experiencia de vida que tienen.

Mira alrededor. La mayoría de la gente de más de 55 años tiene una vida cada vez más reducida; la mayoría de sus conversaciones se centran en sus problemas y sus dolencias físicas, y la mayor parte de su tiempo libre lo dedica a ver televisión y participar en actividades de baja vibración.

A menudo se les encuentra observando a otros que viven la vida (sus nietos o personajes en películas) en lugar de vivirla ellos mismos. No lo estoy señalando para criticarlos. Lo señalo porque tú también lo estás viendo, y puede que no se te haya ocurrido todavía que puedes optar por no recibir ese tipo de cambio descendente. Después de todo, al ver tantas cosas a nuestro alrededor, podríamos simplemente aceptar el "envejecimiento" como la norma.

Un buen amigo mío, lo llamaré Dan, recientemente voló a Europa para dar dos conferencias con entradas agotadas. Lo que hace para ganarse la vida realmente está cambiando el mundo, más allá de sus sueños más locos.

Al igual que yo, Dan involuntariamente obtuvo una gran base de seguidores con sólo compartir su increíble historia de la enfermedad a la salud en línea. Hace muchos años venció un cáncer a menudo mortal a través de medios holísticos extraordinarios, y ahora comparte las historias de otros que han hecho lo mismo. Investiga e imparte información poco conocida pero poderosa en internet a un ávido público.

Ahora tiene el equivalente a cuatro enormes estadios de futbol llenos de gente leyendo lo que tiene que decir todas las semanas en sus boletines, como yo.

Así es como pienso en mi audiencia cada vez que me siento a escribirles a todos aquellos que me han estado siguiendo en GreenSmoothieGirl.com: que mis lectores podrían llenar cuatro veces el estadio de la universidad cerca de mi casa. Me deja un poco sin aliento, y ése es el punto: recordar que en cada asiento hay una persona real, con sueños y traumas, con la esperanza de que quizá pueda ayudar. Como el tío de Peter Parker, Ben, sabiamente le dijo: "Con un gran poder viene una gran responsabilidad."

Mi amigo Dan siente lo mismo. Lo veo como un hermano pequeño, y a menudo le digo: "No olvides que este 'alcance' que has logrado, gracias a la era digital, no debe darse por sentado. Es una confianza sagrada. Espero que siempre hagas lo que beneficie a tu audiencia, sin importar el dinero. Porque cada uno de ellos tiene esperanza en su corazón cuando ve tu video o lee tu blog."

En una ocasión Dan estaba en el aeropuerto camino a Europa con sus padres, que están envejeciendo, y su padre tuvo un ataque de pánico por volar y no subió al avión.

Dan fue a Europa y dio dos pláticas increíbles. Luego fue rodeado por personas emocionales y agradecidas porque su trabajo les ha ayudado a cambiar su salud. Regresó a casa sintiendo que llevar su mensaje a otro continente fue una de las experiencias más emocionantes y gratificantes de su vida.

Y su padre se lo perdió.

Déjame preguntarte: ¿estás de acuerdo con el hecho de que puedas vivir con tan bajas vibraciones (miedo, enfermedad u odio) y que te pierdas las mejores cosas que le sucedan a tu hijo en tu vida?

Entiendo perfectamente que el envejecimiento eventualmente nos sucederá a todos, y que no todo lo que nos pasa es evitable. Pero muchas de las elecciones que tomamos en este momento definirán si somos vibrantes a los 80 años, definirán si subimos o no a ese avión para ver a nuestro hijo hacer algo más grande de lo que podríamos haber imaginado.

Este objetivo que tenemos —la razón por la que estás leyendo este libro— es que te *sientas* increíble. ¿Pero puedo sugerir que también se trata de algo más grande?

También se trata de tu legado. ¿Qué tipo de legado vas a dejar? Se trata de lo que hiciste con tu vida. Se trata de si te esforzaste, aprendiste las lecciones, las forjaste en algo que hizo que tu vida y la de tu familia mejoraran, o de si acabas de aceptar la ley de la entropía mientras te deslizas cuesta abajo.

Recuerda, hay un opuesto a la ley de la entropía, que es que todo el planeta tiene un nivel de frecuencia superior. Así que el impulso está de tu lado, ¡y puedes invertir la trayectoria también! La tecnología y los avances están haciendo posibles las cosas a las que deberías abrir tu mente. (Tengo un coche que funciona con batería sin motor ni transmisión, y puedo conducirlo de Los Ángeles a la ciudad de Nueva York gratis. ¿Podrías haberlo imaginado hace tan sólo 10 años?)

¿Qué dirá la gente en tu funeral y durante años en el futuro sobre la forma en que viviste y cómo eso fue importante para ellos?

Lo fundamental que quiero que saques de este capítulo es comprometerte a analizarte a diario, muchas veces, sin juzgar, sólo para hacerte consciente:

"¿Esto [pensamiento, acción, declaración] ayuda o daña mi vibración? ¿Qué hay de los demás? ¿Lo que estoy haciendo o lo que estoy diciendo en este momento está ayudando o lastimando mi CVi y a los demás?"

Tendrás el lenguaje de esto, habiendo leído el libro. Si usas esta información para cambiar la forma en que caminas por el mundo depende de ti. Estoy aquí para apoyarte. Estoy visualizando que te analizas todos los días y te preguntas:

"¿Esto está ayudando o dañando mi vibración?"

"¿Estoy vibrando con esta persona o no? ¿Por qué? Si estoy experimentando emociones o pensamientos de baja vibración, ¿soy yo o son frecuencias disonantes?"

"¿Qué puedo hacer para cambiar de nivel, salir de él, metabolizarlo, incluso usar esta pésima cosa que me sucedió como catalizador para iluminar algo bueno en mi vida?"

Lo que voy a enseñarte en este capítulo es muy poderoso. Ha sido una gran diferencia en mi vida, como beber litros de jugo verde o licuados todas las semanas.

¡Y estoy emocionada de compartirlo contigo!

Hagamos un ejercicio para metabolizar-reformular-liberar un evento, circunstancia o sentimiento negativo. Primero aprenderemos qué tan significante, en realidad, es un "sentimiento". ¿Cuánto tiempo crees que dura la emoción promedio? Cuando aprendas la respuesta a esta pregunta te cuestionarás por qué tus emociones te han gobernado durante toda tu vida. Redoble de tambores por favor...

## La emoción de 90 segundos

Así es, las investigaciones muestran que la emoción promedio dura sólo 90 segundos.

Es un hecho fascinante que puede ser muy útil en tu deseo de que tu vida enfatice los aspectos positivos, minimizando los aspectos negativos. El simple hecho de saberlo puede ayudarte a metabolizar las emociones si te recuerdas constantemente: "Esto es sólo un sentimiento. Se irá." Ésta ha sido una autoconversación importante en mi propia lucha con la ansiedad.

Puedes verificar esto si piensas en lo que te sucede cuando estás desalentado y luego abres una carta o recibes una llamada con noticias maravillosas: acabas de convertirte en abuela; tienes el trabajo de tus sueños; alguien a quien amas y no has visto en años vendrá a la ciudad de visita.

¿Alguna vez te ha pasado que tienes una semana difícil y un amigo te envía un video de YouTube realmente divertido que te hace reír no sólo una ocasión, sino una y otra vez cada que te acuerdas de él, y especialmente cuando lo compartes con tus compañeros de trabajo, y toda la oficina se ríe de eso todo el día?

Esto cambia por completo tu frecuencia, no sólo tu estado de ánimo o un "sentimiento", sino tal vez incluso tu productividad. Tus cambios de punto de vista sobre ciertos acontecimientos y personas, y muchos otros cambios rápidos y enérgicos, te afectan de una docena de formas diferentes, incluyendo reírte y contagiar tu risa a los demás. Estás cambiando literalmente tu trayectoria energética, tanto para ti como para los demás.

Las emociones pueden cambiar rápidamente y, con la misma lógica, puedes aprender a manejar los aspectos negativos para evitar que una persona enojada o un evento aleatorio te quite tu vibra positiva.

La ansiedad, o cualquier otra emoción, no es más que una longitud de onda, una energía, un conjunto de frecuencias. Tendemos a atribuir un significado demasiado grande a todos nuestros sentimientos, y para muchas personas esos impulsos, bits de energía o sentimientos gobiernan y controlan su comportamiento, su estado de ánimo e incluso su visión de la vida. Dado que 25% de los estadounidenses afirma sentir ansiedad de forma regular —algunos hasta un punto paralizante que afecta negativamente su calidad de vida—, es útil comprender de dónde viene la emoción.

La depresión y la ansiedad, como afecciones crónicas, a menudo se consideran erróneamente relacionadas con una situación estresante. Si bien una situación estresante puede llevarte de manejar eficazmente tu carga de estrés a una zona en la que ya no puedes más, esa situación no es, de hecho, lo que te preocupa, si realmente tienes un trastorno de ansiedad.

Es simplemente un disparador.

Al comenzar su primer mandato, el presidente Franklin Delano Roosevelt dijo: "Lo único que tenemos que temer es el miedo mismo." Ésta es una declaración profunda en la era moderna, cuando la ansiedad severa se reporta a un ritmo mucho más alto que nunca. Temo mucho más a la ansiedad, que a veces ha sido excesiva y, de hecho, mi mayor kriptonita en la vida, que a lo que realmente me puede pasar a mí, a mis hijos o a mi negocio.

La ansiedad, para mí, es bastante fácil de controlar si no como una cantidad significativa de azúcar procesada, especialmente el jarabe de maíz; si evito beber alcohol fuera de las fuentes más limpias, y no demasiado o con demasiada frecuencia, y si tengo desafíos y "estrés" en mi vida, pero no tantos que me vuelquen emocionalmente.

En otras palabras: no comas azúcar ni alimentos procesados, no exageres el consumo de alcohol y controla el estrés.

Suena bastante fácil. ¡Pero como pasa con muchas cosas, sigo reaprendiendo estas lecciones de vida!

La depresión desenfrenada y los trastornos de ansiedad pueden provenir de tener más sustancias químicas en nuestros tejidos que las que el cuerpo alguna vez tuvo la intención de albergar, combinado con el sistema neurológico al límite e incapaz de hacer frente. Con docenas de plásticos químicos y cloro y fluoruro y otros disruptores hormonales en nuestro medio ambiente, muchos, si no es que la mayoría de nosotros, tenemos un sistema endocrino (hormonas) desequilibrado. Esto es clave en nuestros sentimientos y en nuestra sensación de bienestar.

La epidemia de ansiedad también puede estar relacionada con las muchas interrupciones de nuestros pensamientos, nuestro trabajo y nuestro tiempo social que la era electrónica ha creado, sin mencionar el vertiginoso ritmo de los negocios, ya que gran parte del negocio se ha movido en línea con una proliferación de herramientas y software que todos debemos dominar. Se exige más trabajo de cualquier empleado en una empresa a medida que se despliegan más herramientas organizativas y de productividad.

Al mismo tiempo, tenemos menos tiempo en la oficina y trabajamos en entornos aislados, muchos de nosotros sin las reuniones de la vieja escuela y el trabajo colaborativo. En cambio, la mayoría de nosotros realiza la mayor parte de nuestro trabajo sólo escribiendo y manipulando bits de datos digitales.

Es un experimento social que el mundo nunca ha vivido antes.

Entonces, aparte de un trastorno crónico como la depresión clínica, el trastorno de ansiedad generalizada o el trastorno de pánico, todos lidiamos con los eventos negativos y con las inevitables emociones negativas resultantes.

## El poder de lo neutral

Para ser el director en el programa que es tu propia vida es necesario dejar de ser uno de los personajes y dar un paso atrás para obtener algo de perspectiva. Llegar a un espacio neutral cuando los impactos de intensidad negativa pueden ser muy potentes, de la misma manera que cuando se conduce un coche de transmisión estándar y pisas el embrague antes de cambiar de velocidad. (Esa reacción funciona mucho mejor que simplemente pisar los frenos, chirriar y sacudir, ¿no?)

En general, no es posible pasar instantáneamente de la respuesta de miedo y enojo provocada por alguien que grita en tu rostro, por ejemplo, a imaginarte flotando en una nube acolchonada rodeada de sol, brisa y amor. Sin embargo, hay una secuencia deliberada de eventos que pueden ayudarte a superar una situación estresante con gracia y facilidad.

Muchas de las cosas que decimos o hacemos en un momento de crisis tienen terribles consecuencias a largo plazo. Por lo tanto, la capacidad de evaluar, metabolizar, clasificar y avanzar con claridad puede ser una de las cosas más importantes que aprenderás.

Piensa en algo que dijiste alguna vez —al principio de tu matrimonio, o a tu hijo pequeño, o a un compañero de trabajo o amigo cercano—, que te hace estremecer sólo de pensarlo. Tal vez, si eres como la mayoría de nosotros, hayas dicho o hecho algo de lo que te arrepientes profundamente y que no se puede borrar.

¿Cuánto valdría para ti poder retroceder y retractarte de algunas cosas que has dicho o hecho a lo largo de los años? Mucho, ¿verdad?

Así de importante es aprender a evaluar, desglosar, dar sentido, tomar decisiones y dejar atrás un evento traumático rápidamente.

A medida que envejecemos, la mayoría de nosotros aprendemos a moderar nuestro discurso. Pero incluso cuando somos mayores tomamos decisiones en crisis que literalmente pueden costar vidas, relaciones o la salud de alguien. Piensa en las historias de las noticias sobre un hombre inocente con las manos en el aire siendo baleado por la policía debido a múltiples puntos de vista sobre lo que realmente estaba pasando en la escena, donde todos los involucrados tenían que tomar decisiones en una fracción de segundo.

Cambiar a neutral para poder evaluar claramente, ganar un poco de tiempo y darte el espacio para decidir qué dirección tomar es inmensamente importante. Porque en una crisis, o un momento de enojo o miedo, en nuestra parálisis creemos que tenemos un solo curso de acción. Y esto puede ser trágico, porque prácticamente nunca es el caso.

El método de metabolizar-reformular-liberar de 90 segundos que desarrollé, después de una infancia y una adultez temprana con mucho trauma, me ha ayudado de tres maneras muy importantes, que creo que también pueden tener un gran poder para ti. Nunca habría podido lograr tanto en mis primeros 50 años si no hubiera entendido esto. Debido a que los mecanismos de afrontamiento originales que la mayoría de nosotros desarrollamos en nuestros primeros años no son muy saludables ni útiles.

El primer gran beneficio para mí de esta técnica es que me ayuda a eliminar las energías de una avalancha de adrenalina, cortisol y otras hormonas del estrés, y a centrarme para acceder a mis percepciones y emociones más intuitivas. Esto me permite tomar mejores decisiones, incluso en una crisis.

A menudo digo: "Las personas demuestran quiénes son en situaciones extremas". Observa a las personas en situaciones increíblemente estresantes, qué hacen y qué dicen. Demuestran su carácter cuando lo que hacen es moral, desinteresado o amoroso en las situaciones en que es difícil serlo.

Piensa en la persona que hace lo correcto en el divorcio, absteniéndose de calumniar al otro padre con los hijos, aunque el otro padre le haya sido infiel. Piensa en una persona en la escena de un accidente devastador que arriesga su propia vida para salvar a otros que se están ahogando o quemando. Piensa en un político que dice la verdad a pesar del efecto potencial en su carrera.

Segundo, este hábito de 90 segundos que compartiré contigo me ayuda a evitar vivir en un estado crónicamente estresado, ansioso y finalmente infeliz. Es el caso de la persona que casi nunca experimenta embotellamientos ni enfrenta personas desagradables, problemas de salud, niños que toman malas decisiones y otros factores estresantes en su mundo. No son los eventos estresantes los que diferencian entre las consecuencias de salud o enfermedad; los estudios nos muestran que es principalmente tu percepción y reacción a esos eventos lo que da forma a tu salvación o no.

Tercero, el método de metabolizar-reformular-liberar de 90 segundos me ayudó a dejar atrás eventos negativos de manera rápida y permanente, extrayendo sólo el "jugo" de la oportunidad de aprendizaje disponible allí y desechando todo lo malo.

Investigadores del Institute HeartMath y de otros lugares han estudiado cómo las personas que no metabolizan ni dan sentido a los desafíos de su vida son las que sufren los peores resultados de factores estresantes extremos, como perder un cónyuge o un hijo, divorciarse, mudarse lejos o estar en un desastre natural.

Por ejemplo, algunas personas que pierden a un hijo en un accidente reciben terapia, procesan su dolor, ayudan a otros a atravesarlo y comparten sus recuerdos positivos y lo que aprendieron al pasar por el proceso. Otros que experimentan lo mismo caen en adicciones a sustancias o alimentos como un escape del dolor; sus matrimonios terminan y la vida nunca es la misma y nunca se recuperan. La ley de la atracción explica cómo a medida que nos movemos hacia arriba o hacia abajo en nuestras frecuencias atraemos más positivos o más negativos, aumentando el impulso de movimiento en cualquier dirección. (Si bien este libro se inclina hacia la física de Einstein, citaré a Newton aquí: Los cuerpos en movimiento tienden a mantenerse en movimiento. Los cuerpos en reposo tienden a permanecer en reposo.)

La ira, la depresión, el resentimiento, la ansiedad y el estrés no controlados tienen el efecto sobre tu salud emocional y física como el ácido de una batería que gotea sobre ti las 24 horas del día. ¡Pueden tener un efecto peor que comer hot dogs, papas fritas y refrescos para el almuerzo todos los días!

¡Varios estudios de una década de duración muestran que el estrés emocional crónico es más predictivo de muerte por cáncer y enfermedad cardiaca que fumar! De hecho, tienes 40% más probabilidades de morir por una de esas enfermedades si estás crónicamente en estos estados de baja vibración que si eres un individuo que supera los desafíos con gracia y ecuanimidad. La sensación de miedo o ira se desencadena por un evento y se explica por una serie de respuestas bioquímicas en el sistema nervioso simpático. Es un sistema hermoso que, desde los albores del hombre, significa que si un león feroz te persigue de repente tu función inmune se apaga para dedicar todas tus facultades a lo más inmediato. Tu cuerpo sabe que debe reaccionar rápidamente, correr y defenderse. Tus intestinos incluso pueden evacuar, bajo el efecto de las hormonas del estrés, cuando un león se abalanza sobre ti y todo tu cuerpo entra en modo de lucha o huida.

En la era moderna no tenemos leones persiguiéndonos, sino la sobrecarga crónica de información y fechas límite para los profesionales; la intensidad de criar a los millennials en un mundo de drogas, pornografía, materialismo y presión para triunfar; tráfico masivo en cada ciudad importante, y muchos otros estresores que nos hacen sentir ese goteo del ácido de la batería del estrés crónico.

Los niños abandonan las emociones negativas de forma rápida y fácil, lo que puede ser sorprendente de ver como un adulto. Nos preguntamos qué tienen ellos que nosotros no tenemos. ¿Cuándo perdimos esa capacidad de liberar lo negativo rápidamente?

La diferencia es que hemos adoptado patrones de reproducción de eventos y sentimientos negativos en nuestra mente y con nuestras palabras, diciéndoles a otras personas sobre ellos, procesándolos, "horneándolos" en una realidad codificada.

Si un niño pequeño te dice que se cayó y se raspó la rodilla, es porque busca comodidad o una solución. Si volvemos a contar un evento negativo estamos incubando e imprimiendo negativos en todas nuestras energías, sin darnos cuenta del autosabotaje en el que se ha incurrido; estamos aprendiendo a perpetuar la negatividad como un patrón.

Deepak Chopra enseña que la mayoría de nuestros pensamientos son negativos, miles de ellos todos los días, muchos de ellos hacia nosotros mismos, y un asombroso 95% de estos pensamientos negativos está simplemente en "repetición": tenemos los mismos pensamientos sombríos cada hora, todos los días, todos los años.

Las energías pueden sanar, y la otra cara de eso es que las energías pueden matar. ¡Lo emocionante es que darse cuenta de cómo la mayoría de nuestros pensamientos negativos está simplemente reproduciéndose en un bucle es el comienzo para revertirlo!

Regresa a la introducción y echa un vistazo a esos dos cuadros nuevamente, de los 200 segundos de resultados del ECG que muestran las frecuencias cardiacas de una persona que siente ira frente a una persona que siente una profunda gratitud. ¡Fíjate que literalmente se *parecen* a cómo se sienten el enojo y la gratitud!

El sistema nervioso parasimpático es un sistema de contrapeso que se optimiza cuando está relajado: leer un libro sobre algo positivo, sentarse al aire libre haciendo respiraciones profundas, o disfrutar de la luz de las velas y una copa de vino o una taza de té en un entorno hermoso con alguien a quien amas.

Ambas partes del sistema nervioso tienen funciones importantes. Pero si tus emociones negativas duran más de 90 segundos en promedio es posible que desees hacer dos cosas. Primero, intenta examinar si estás prolongando esos sentimientos al hablar excesivamente de ellos o insistir en ellos más de lo que es útil.

Y, en segundo lugar, es posible que desees practicar la técnica de metabolizar-reformular-liberar de 90 segundos de hacerte preguntas para obtener claridad sobre el origen de la emoción y luego disiparla. El resultado será que dejas de lado la autointoxicación de la tensión y el estrés que pueden afectar tu vibración y, por lo tanto, tu salud a largo plazo.

Ha sido muy útil para mí, mientras siento una emoción incómoda, recordarme: "Esto no es más que un sentimiento. Se va a ir pronto, y está aquí para enseñarme algo. ¿Qué será?"

Puedo calmarme de esta manera, siendo muy racional y determinada al resolver un sentimiento, tanto como resuelvo cualquier otro desafío en mi camino, y recordándome que puedo minimizar la cantidad de tiempo que paso en este sentimiento incómodo y enfermo.

Otra cosa que me recuerdo es que el veneno no es lo que alguien me dijo, sino mi reacción. Y puedo elegir una reacción diferente.

No sofoco ni niego la emoción. Paso un momento en el proceso metabolizar-reformular-liberar en el que estamos a punto de sumergirnos para encontrar el propósito o la lección de lo que estoy sintiendo, usarlo como combustible para mi propio crecimiento y nivelación, y liberarlo del trabajo que ha hecho, con gratitud por la lección una vez que haya terminado con ella.

Las grandes tragedias en nuestra vida no se resuelven en 90 segundos, por supuesto. Si sufriste abuso sexual durante 10 años en tu infancia por una persona que se suponía te debía cuidar, o si tu casa se incendió junto con todo lo que tenías, no podrás procesarlo en sólo unos minutos.

Hay muchas capas para tales eventos traumáticos, y se merecen el tiempo que lleva explorarlos con un terapeuta o coach profesional y, si tienes la bendición de tener a esa persona, con alguien que amas y en quien confías absolutamente. Sin embargo, una vez que las percepciones clave son claras y conoces el camino a seguir, puedes verificar contigo cada vez que tus problemas relacionados con ese trauma se desencadenan en los acontecimientos cotidianos de la vida, y esos sentimientos pueden serte útiles y luego liberarlos en paz en muy poco tiempo.

Querrás metabolizar tus emociones y dar lo que has aprendido al universo por el bien del buen karma que fluirá en tu camino si permaneces en la energía positiva en lugar de en la negativa.

## ¡Resuelve cualquier emoción negativa en 90 segundos o menos!

Usando un par de historias de mi propia vida, voy a llevarte lentamente a través de un proceso en el cual alguien ingresa a tu campo de energía y hace algo horrible que no mereces, y antes de que termines, estás deseándole bien, liberando toda emoción negativa, y dejándola atrás, y eres más feliz de lo que eras antes de que todo sucediera.

No estoy bromeando.

No es para todos. Como dije algunas páginas atrás, si quieres ser una víctima, si quieres quedarte en el lugar donde estás porque te sirve de alguna manera, entonces esto no es para ti. Si pasas mucho tiempo hablando de historias negativas, esto puede privarte de parte de tu conversación. Eso podría ser un lastre.

Pero si deseas una vida de alta vibración todos los días, todos los meses, todos los años, incluso mientras el mal yuyu ocurre en todo el mundo y en tu propio mundo, entonces absolutamente debes dominar esto.

¿Y adivina qué? Aunque vayamos a hacerlo lentamente, puedes hacer todo esto, cuando domines la técnica, en 90 segundos o menos. Y puedes hacerlo en cualquier momento, en cualquier lugar, sin que nadie lo sepa.

Comencemos con *metabolizar*. Si no digieres la emoción negativa, seguirá enconándose, burbujeando y resurgiendo, afectando muchas partes de tu vida. Al igual que la comida no digerida en el intestino, finalmente te enfermará.

Para metabolizar una emoción hazte las siguientes dos preguntas, y no pases a la segunda hasta que sepas claramente la respuesta a la primera. Eventualmente te volverás muy rápido en esto, para que puedas completar todo el proceso en sólo segundos:

P1: *¿Por qué me siento enojado [o incómodo, frustrado, ansioso, desanimado], qué me está realmente molestando, bajo la emoción superficial?*

Haz una declaración de una o dos oraciones para ti mismo. A menudo la claridad, después de responder a esta primera pregunta, mueve las energías atascadas hacia delante de manera significativa.

*Ejemplo:* "No puedo concentrarme porque sigo pensando en lo que dijo mi jefa, Connie. No puedo saber si está descontenta con mi trabajo, y no tuve el ánimo para preguntarle cuando estaba en su oficina."

*Ejemplo:* "Me siento herido e incomprendido porque siento que mis hijos se ponen de parte de mi exmarido, y parece que no quieren escuchar mi postura sobre por qué dije lo que dije."

*P2: Ahora que sé lo que realmente me está consumiendo, ¿qué acciones podría tomar para resolverlo?*

*Ejemplo:* "Podría enviarle un correo a Connie. El tiempo es importante, porque quiero escribirlo cuando no estoy asumiendo nada. Tal vez no debería escribir un correo electrónico, porque igual no sabría lo que está pensando, y quiero ver su lenguaje corporal. Pasaré por su oficina después del almuerzo. Analizaré mis pensamientos ahora mismo y elaboraré cómo preguntarle. Seré muy cálido y la alentaré a ser franca conmigo. Evitaré cualquier inconformidad que tenga sobre mi trabajo diciéndole claramente lo importante que es para mí hacer las cosas bien, que acojo con agrado sus comentarios y que tengo la sensación de que puede no estar completamente feliz con mi trabajo."

*Ejemplo:* "Quizá deba evaluar esto y no tratar de resolverlo con los niños ahora mismo. Están intrincados, son reactivos y esperan que critique a su padre porque ya lo hice en el pasado. Podría dejar que la situación resista hasta que exprese mi apoyo y mi amor por cada uno de los niños antes de volver a plantearlo, quedarme en la zona de amor, no en la zona de reacción. Tal vez para entonces me haya dado cuenta de que esto ni siquiera es importante. Si le doy estos tres días y amo a los niños, tal vez esto desaparezca y no me preocupe. Y si todavía se siente sustancial, siempre puedo plantearlo cuando se calmen sus sentimientos."

Después de hacerte estas dos primeras preguntas para metabolizar lo que *realmente* está pasando, puedes tener un plan en mente que resuelva la emoción y tenga el beneficio adicional de acercarte a la solución de un problema. A menudo, cuando me hago preguntas para llegar al fondo de por qué me encuentro atascada en un estado de baja vibración, me doy cuenta de que estoy preocupada por algo. ¡Luego programo un tiempo para preocuparme! Así es: lo agendo, porque sé que necesita la atención que no puedo darle en este momento.

Por ejemplo, si estoy luchando para lograr que mi hijo adolescente ayude en la casa sin que nuestra relación se vuelva polémica, y esa dinámica me está causando ansiedad mientras trabajo, me programaré para pensar en ello durante un periodo de 15 minutos en tanto manejo a una reunión esa tarde, y luego me programaré para platicar con mi hijo en la noche.

Otras veces, sin embargo, analizarme ("¿Por qué me siento _____?") me ayuda a aclarar en cuestión de segundos por qué no estoy optimizando mi CVi y qué debo hacer para volver a sincronizar con mis propósitos. Muchas veces todo lo que necesito es simplemente concienciar y elegir un cambio, usando cualquiera de las prácticas que elevan la vibración descritas en este libro o el proceso de 90 segundos que explicaré a continuación.

La capacidad de vivir en las frecuencias que te mantienen centrado comienza con la conciencia de los principios que estás descubriendo en este libro y el compromiso de elegir una vida de alta vibración. Realmente debe comenzar con la elección.

**El proceso de seis preguntas en acción (reformular y liberar)**
Ahora consideremos un problema de acción rápida que involucra la ira como un ejemplo. Supongamos que sales de un estacionamiento y no ves un coche que sube rápidamente hasta que el conductor tiene que frenar bruscamente y virar. Luego acelera para colocarse a tu lado y hace un gesto obsceno. Probemos el ejercicio ahora, sólo que llevémoslo un paso más allá.

*P1: ¿Por qué me siento enojado [o incómodo, frustrado, ansioso, desanimado], qué me está molestando realmente, bajo la emoción superficial?*

*Ejemplo:* "Realmente me siento culpable de casi haber causado un accidente y me siento arrepentido por mi error. Pero también creo que está exagerando, y ése es un gesto realmente vulgar que no aprecio. ¡Él también cometió errores de conducción! Entonces ahora me siento enojado. Y me siento un poco asustado. No sé si es una persona que transmite su enojo al manejar."

*P2: Ahora que sé lo que realmente me está consumiendo, ¿qué acciones podría tomar para resolverlo?*

*Ejemplo:* "Podría invertirlo y ser realmente agresivo, pisar el freno o pisar el acelerador para alejarme de él. Entonces él sabría lo enojado que estoy, y se la cobraría."

Ahora nos estamos moviendo hacia *reformular*, donde te harás preguntas para cambiar por completo tu forma de pensar y tu punto de vista, que es fantásticamente útil para salir de las vibraciones estancadas. En una situación estresante, para la mayoría de las personas sin experiencia en estas técnicas, su ego se hace cargo y opera desde lo que yo, como terapeuta, llamo "cerebro de lagarto" (el sistema límbico), que es rápido para enojarse y raramente ayuda en las interacciones humanas, a menos que estés en peligro. (Y generalmente cuando vamos al cerebro de lagarto, ¡en realidad no corremos peligro!)

Al hacerte las siguientes preguntas estás moviendo tus procesos de pensamiento del cerebro límbico al lóbulo frontal, donde es mucho más probable que estés orientado a las consecuencias, operando con una visión de mayor alcance y compasivamente. (En resumen, el lóbulo frontal de tu cerebro te ayudará a moverte hacia vibraciones más altas.)

*P3: Si sintiera e hiciera lo contrario de lo que fue mi primer instinto, o si hiciera algo muy diferente, ¿qué haría?*

*Ejemplo:* "Sonreiría y saludaría, como si fuera un amigo muy querido que no he visto en mucho tiempo."

*P4: ¿Cómo se sentiría hacer eso, y cuál elegiré?*

Lo que sea que elijas, no estoy aquí para desaprobarlo. Estoy sugiriendo que un replanteamiento podría quitarte una carga de los hombros. No puedes replantear nada hasta que sepas exactamente qué es (metabolizar). Y reformular es otro paso emocionante hacia la elección consciente, hacia nuestro objetivo final de poder dispersar las cenizas de la situación negativa en el viento, manteniendo sólo la oportunidad de aprendizaje (liberar) y avanzar en las frecuencias más altas.

Haz tu elección, ya sea que vayas con tu instinto desde el primer momento en que sentiste las bajas vibraciones o el enfoque más preciso *opuesto* o *diferente*. (Algunos llamarían a esto "el camino difícil".) Para alentarte a que intentes lo último, recuerda que uno proviene de tu cerebro límbico o reptiliano, donde los adolescentes viven habitualmente, y el otro proviene de tu corteza prefrontal, donde viven los adultos complejos y pensantes que tienen vidas con propósito.

Cualquiera que elijas, asegúrate de tomarte un momento, cuando la intensidad de la situación negativa se haya disipado, y evaluar. Haz tus dos últimas preguntas. Una vez que pasa la intensidad (recuerda, nada intenso dura, ya sea bueno o malo), estamos listos para *liberar* esta experiencia.

Olvídate de las energías negativas de cómo comenzó todo haciéndote estas últimas preguntas. Luego puedes dejar de lado los "productos de desecho" de tus malas vibraciones metabolizantes, manteniendo sólo la oportunidad de aprendizaje.

*P5: ¿Cómo se sintió, cuáles fueron las consecuencias, disminuyó o elevó mi CVi?*

*Ejemplo:* "Cuando le hice un gesto a la persona en respuesta, y bajó la ventanilla y escalaron las obscenidades, sentí que mi presión sanguínea subía y pasé casi una hora reviviéndolo en mi mente, pensando en lo que debería haberle contestado, y me siento enojado. No podía enfocarme en el trabajo. Luego, más tarde, se lo conté a mi esposa y volví a sentir rabia (y destrocé su vibra después de un largo día de trabajo). Este evento definió y arruinó mi día."

*Ejemplo:* "Cuando sonreí y saludé, tuve que tratar de no reírme. ¡Se sintió bastante arraigado tomar una decisión que no provenía de mi cerebro límbico! Creo que quería una reacción de mí, saber que se había metido debajo de mi piel. Le deseo paz y todo lo mejor. Esto podría haberlo hecho pensar en su propia ira. Me daría mucha vergüenza que hiciera señas con el dedo a alguien y esa persona fuera amable conmigo en respuesta. Estoy algo orgulloso de mí, porque nunca antes había mantenido la calma en esa situación. ¡Siento que hoy estoy haciendo mi parte para subir el nivel de la frecuencia colectiva de toda mi ciudad! Cadena de favores. Quizá esta persona luego tratará con compasión a alguien que cometa un error al conducir. No puedo esperar para contarle a mi esposa cuando llegue a casa."

P6: ¿Qué puedo aprender de esto para el futuro?

Te dejaré procesar por un momento el poder que hacerte algunas preguntas, antes de tomar una decisión con el cerebro límbico, puede tener en tu vida, especialmente cuando practicas hacer lo contrario y descubrir cuál prefieres.

Acabas de girar el picaporte y estás viendo la luz del sol, posiblemente por primera vez en tu vida. Espero que librarte de quedar atrapado en tu propia mala vibra se sienta como magia, huela a aire fresco y tenga un sabor a euforia.

La razón por la que utilicé este ejemplo de alguien que te hace estallar en el tráfico es que es una experiencia común y todos lo hemos vivido. Quiero recomendarte que pruebes este enfoque en ese tipo de situación. Ve qué aprendes que se pueda aplicar a otras situaciones cotidianas en tu vida. Esto es similar al proceso que atraviesan los maestros budistas zen y otros seres humanos profundamente espirituales de las disciplinas de todo el mundo, quienes, con años de práctica, aprenden a vivir en un estado pacífico prácticamente todo el tiempo.

Puedes encontrar estas seis preguntas en tu página de recursos e imprimirlas. Ten una copia en el trabajo y otra en casa hasta que las hayas internalizado, para ayudar a que este breve proceso se convierta en un hábito que podría mejorar tu vida.

En un ashram donde hice una investigación en Texas, conocí a un hombre que estaba allí para un retiro espiritual con el objetivo de abordar sus problemas de ira. Le pregunté dónde experimentó la ira, esperando oírlo mencionar a su cónyuge o a sus hijos, pero su respuesta me sorprendió: "Experimento la ira en el tránsito casi todos los días." Para él, mantener la lista de preguntas en el coche probablemente sea lo más sensato. ¿Dónde deberías guardar tu lista de preguntas?

Mucho antes de la ira en el tránsito, el gran estoico Marco Aurelio nos dijo que nos preparáramos para el hecho de que el día traerá resultados negativos, y que tenemos una opción en cómo los manejaremos:

> Cuando te levantes por la mañana, di: me encontraré con entrometidos, ingratos, ególatras, mentirosos, celosos y bromistas. Todos están afectados por estas aflicciones porque no conocen la diferencia entre el bien y el mal. Debido a que he entendido la belleza del bien y la fealdad del mal, sé que estos malhechores todavía son similares a mí... y que nadie puede hacerme daño o implicarme en la fealdad, tampoco puedo enojarme con mis parientes u odiarlos. Porque estamos hechos para la cooperación.
> *Meditaciones 2.1*

**Veamos un ejemplo**
Hace mucho tiempo "reformulé" un día de viaje, de haberlo considerado una pérdida de tiempo a verlo ahora como un día de observar a la gente y productividad única. He trabajado mucho y he tenido algunas de mis mejores ideas en vuelos.

Esta vez en particular me subí a un avión, y el sujeto sentado a mi lado estaba haciendo ruido con su pluma. Una y otra vez. Sin parar, miles de veces. Esto duró 10 o 15 minutos, hasta el punto en que me di cuenta de que eso era exactamente lo que él hacía. Ésta sería mi realidad durante las próximas tres horas.

Sentí las ondas de sonido del clic que interrumpían el flujo del trabajo que estaba tratando de hacer. No podía pensar con claridad. Estaba, francamente, molesta y distraída.

Lo primero que hice fue *metabolizar* lo que estaba pasando. Si comes un plátano, no se queda en tu estómago como un plátano, ¿verdad? Lo metabolizas, pasa por muchos procesos y se mueve a través de diferentes partes de tus 11 metros de tracto gastrointestinal, y eventualmente se convierte en energía en las células, o ATP. Las emociones pueden funcionar de la misma manera, por lo que decidí aceptar el desafío de sacar algo de la experiencia y metabolizarlo por mi propio bien.

Así que comencé a metabolizar esta experiencia, separándola en partes. Me hice preguntas, y comenzaron muy, muy simples.

La primera siempre es: ¿Qué estoy sintiendo en este momento, por qué estoy incómoda o infeliz?

["De acuerdo, estoy molesta. Tengo inconvenientes. Quería concentrarme y entrar en un flujo con mi trabajo, y en su lugar estoy pensando en este tipo tonto y su trastorno obsesivo-compulsivo."]

Siguiente pregunta: ¿Podría resolver este problema? De ser así, ¿cómo?

["Bueno, sí, podría pedirle que pare. Amablemente. Si eso no funciona, podría pedirle a la azafata que me cambie de lugar. O hacer que ella le pida que se detenga. Las cosas se pondrían bastante incómodas, y las personas a nuestro alrededor probablemente elegirían lados. Podría incluso ir al micrófono, agarrarlo y preguntar si hay un psiquiatra en el avión, porque un caballero mentalmente enfermo está a mi lado y necesito una intervención... Bueno, me estoy dejando llevar. El punto es que, sí, podría resolver este problema, en lugar de sólo molestarme. Entonces puedo pedirle que se detenga. Probablemente se detendrá."]

Ahora pasé a *reformular*: ¿Qué más podría hacer, de qué otra manera puedo ver esto, que es para mi propio crecimiento y aprendizaje, que no involucra tanta vibración negativa y que no se trata *sólo de mi ego*? (Ten en cuenta que *siempre* hay otros puntos de vista legítimos. No podemos verlos cuando estamos en el cerebro límbico.) ¿Qué sería lo opuesto a pedirle que se detuviera, y cómo se sentiría eso? La reformulación está adoptando a propósito un punto de vista completamente diferente, que es poderoso en el estado de ánimo cambiante, en la mentalidad y, literalmente, en la parte del cerebro desde la que piensas y tomas decisiones.

["Podría hacer un pequeño experimento. Darme unos minutos y tomar respiraciones lentas y profundas, y contarme una historia sobre lo que ha pasado este hombre para adquirir esos hábitos nerviosos. Claramente, él tiene ansiedad. Me pregunto si tiene Asperger y no lee los códigos sociales lo suficientemente bien como para entender que a las personas no les gusta que alguien haga clic con su pluma justo al lado de ellas. Eso sería realmente estresante, aterrador y triste. Apuesto a que es difícil para él. Su madre ya no está en su vida, y su papá ha tenido una serie de esposas posteriores, y el hombre nunca ha sido una prioridad. Apuesto a que tiene un gato que acaba de morir. ¡Guau, algunas personas se volverían alcohólicas con todo eso! Hacer clic con una pluma es algo pequeño que realmente no hace daño a nadie. Dios mío. Hay personas que lastiman a otros cuando están sufriendo; lo único que él hace es hacer clic con una pluma. Me siento triste por él, y lo quiero. Quiero lo mejor para él. Espero que llegue a un lugar más feliz."]

Déjame decirte lo que pasó después, que es *liberar*. Me instalé en un espacio energético zen. Me sentí en paz en mi asiento apretado, habiéndome sumergido completamente en las emociones de alta vibración de la compasión y el amor —que fueron un desafío de sentir, pero *puedo hacerlo absolutamente a voluntad, y por elección*—, y me sentí libre de ser creativa, escribiendo en mi cuaderno. Me sentí 100% en paz con el clic de la pluma. Liberé la emoción negativa, lo cual es bastante fácil después de encontrar algo positivo en la situación.

Simplemente ya no me molestaba más. Ni por un segundo. Hice un montón de trabajo que fue significativo para mí, estaba "en la zona", disfruté el vuelo como siempre lo hago, y reforcé una importante lección.

Esto es sólo un ejemplo. Peores cosas te suceden en un mes determinado que tener que sentarte junto a alguien con un hábito molesto y ruidoso en un avión.

Sin embargo, situaciones como ésta son comunes. Con el tiempo, las cosas pequeñas que no podemos dejar de lado e invierten energía negativa se convierten en cáncer. Se vuelven un corazón duro. Se convierten en una incapacidad para participar auténticamente, de una manera vulnerable, con otros seres humanos porque los juzgamos con dureza y rapidez.

Te he dado una versión descargable de esta lista exacta de preguntas que me hago para metabolizar una emoción identificándola, descomponiéndola para que la entienda completamente, reformulándola para tomar una buena decisión y para encontrar la oportunidad en ella, y luego dejando todo, excepto la pepita de oro de aprendizaje que me sirve. (Toma e imprime esta lista de la página de recursos.)

Recomiendo encarecidamente que te analices antes de reaccionar, descomponiendo y metabolizando la situación y la emoción, preguntándote cómo puedes verla de manera diferente y lidiar con ello de forma distinta a como lo haría el hombre de Neanderthal, y luego tratando de hacer lo contrario, o al menos algo muy diferente a tu primera respuesta.

Algo compasivo. Algo tan inesperadamente misericordioso que cambie tu corazón. Eso modificará completamente la carga entre tú y un extraño, o entre tú y un amigo. Esto funciona con cualquier persona y cualquier cosa.

Nunca se sabe qué carga está llevando alguien, por lo que es bueno seguir el sabio consejo de Platón: "Sé amable, pues cada persona con la que te cruzas está librando su ardua batalla."

### ¿Son malas las emociones de bajo nivel de vibración?

Cuando El hombre pluma se sienta a tu lado en el avión, ¿tienes *opciones*? ¿Cuáles son? Toma conciencia de que *podrías* tener emociones de baja vibración. El miedo, la ira y la ansiedad, después de todo, tienen un propósito, y son importantes.

Te dicen cuándo hay peligro. Te dicen que se necesita acción.

Si en lugar de El hombre pluma se sentara a tu lado El hombre pistola, y pusiera su arma en tus costillas y te amenazara, el miedo y la ira serían emociones muy importantes para ayudarte a resolver el problema, ¿no? Las emociones negativas pueden ser útiles, especialmente para movernos rápidamente a un lugar mejor.

El problema surge, afectando tu salud y tu capacidad de ser feliz, cuando una de estas tres cosas sucede con esos sentimientos de baja vibración:

> **1.** No metabolizas y liberas esa emoción de manera rápida. Entonces termina literalmente atrapada en las proteínas de tu cuerpo. Ya has leído suficiente de este libro para entender que "todo en la vida es vibración". (Aquí hay un minicuestionario: ¿Quién dijo eso? ¡Diez puntos si dijiste Albert Einstein!) Por lo tanto, ya no parece un concepto extraño

que esa emoción es parte de la "materia" o sustancias físicas en tu cuerpo, ¿o sí? Todo es energía.

**2.** Otro problema con las emociones de baja vibración (que, reconozcámoslo, son sólo parte de la experiencia humana) es cuando la ira, el miedo o la ansiedad no sirven. No te ayuda a lograr nada ni a moverte a la acción, sólo te paraliza y te come desde dentro, como el ácido de la batería.

**3.** El tercer problema es que si bien esas emociones negativas ocasionalmente pueden tener un propósito, es posible que las estés experimentando demasiado: se convierte en un patrón de longitud de onda cerebral cuando es crónica. Y ya hemos establecido que la ira como una dieta constante es tan mala para ti como una dieta constante de papas fritas, ¡quizá peor!

Así que una de las mejores cosas que puedes hacer a medida que avanzas hacia tu vida de alta vibración es tomarte realmente en serio el método de metabolizar-reformular-liberar emociones negativas.

Si sientes emociones negativas varias veces al día o más, aquí hay tres buenas preguntas que debes hacerte:

- ¿Siento ira, miedo o ansiedad más de lo que me gustaría?
- ¿He perdido la noción de cuándo sirven estas emociones y cuándo no?
- ¿Estoy dispuesto a someterme a un proceso corto y comprometerme a romper estas vibraciones para poder sentirlas con menos frecuencia y soltarlas más rápidamente?

Si respondiste que sí a cualquiera de esas preguntas, dominar este ejercicio te cambiará el juego. Y, como sucede con todos los buenos hábitos, no lo dominarás haciéndolo sólo una o dos veces.

Volvamos a cuando El hombre pluma se sienta a tu lado en el avión, y has comenzado a ser muy consciente del hecho de que tienes opciones. Date permiso para arremeter, decir algo sarcástico, llamar a la azafata, tomar el micrófono de la cabina...

Estoy siendo ridícula. Pero tú y yo sabemos que muchas veces hemos visto a personas subir en el elevador de la ira al piso 114 con cosas pequeñas, terminando en una situación extraña y sobreexplotada debido a impulsos de Neanderthal completamente descontrolados.

Si alguna vez has ido al piso 114 del elevador de la ira en seis segundos, déjame preguntarte:

¿Cómo se sintió? ¿Qué pasó con tu vibración? ¿Valió la pena?

¿Qué pasaría si perdieras una oportunidad de crecimiento personal? ¿Cómo puedes reformular y tener una frecuencia de felicidad completamente diferente después de unos minutos?

He descrito para ti mi experiencia *real* con El hombre pluma. ¿El resultado que experimenté te suena más atractivo que lo que sucede —cómo te sientes, qué haces con tu vibración y la de los demás— cuando gritas en un micrófono a 150 pasajeros, exigiendo que un psiquiatra se presente de inmediato?

¿O simplemente no hacer nada, silenciosamente furioso, todavía molesto cada vez que piensas en El hombre pluma más tarde?

La ira crónica, ya sea expresada o reprimida, es verdaderamente tóxica. (¡Lo mismo sucede con la depresión, la autocrítica, la ansiedad, la preocupación, los celos y cualquier otra vibra negativa!) De hecho, un estudio muy antiguo demostró que las mujeres que tienen personalidades pasivas y "guardan" sus sentimientos enferman de cáncer de mama a tasas significativamente más altas. Esto es evidencia de que, además del magnetismo de tu comportamiento, las energías de tu emoción pueden enfermarte, mientras que lidiar con ellas y liberarlas pacíficamente conduce a la salud.

## Es importante cómo comunicas las cuestiones negativas

*Crucial Conversations* es uno de mis libros favoritos sobre comunicación. Sus cuatro autores con doctorado (Patterson *et al.*) investigaron quiénes eran los empleados en grandes compañías a quienes otros confiaban y acudían con sus problemas. No siempre fueron empleados administrativos, aunque a veces sí lo fueron. Alguien no tenía que estar en una posición de liderazgo para que otros empleados lo señalaran como a quien acudirían para escucharlos y ayudarlos a resolver problemas importantes. Lo que descubrieron los autores es que la mayoría de nosotros tomamos uno de dos caminos en nuestra comunicación:

Silencio o violencia.

Ahora, la violencia es bien entendida. Maldecir, regañar, avergonzar, menospreciar, gritar: éstos son comportamientos que todos hemos visto de *bullies*, incluso *bullies* en el lugar de trabajo. Estas energías son agresivas y obvias. Pero el descubrimiento revolucionario en el trabajo de estos investigadores es que los tipos de "tratamiento silencioso", los agresivos pasivos, hacen mucho más daño.

Pueden sentir que son más amables o de alguna manera superiores pero, en realidad, al darle a alguien el "tratamiento silencioso" —aplicar la ley del hielo, decirle a la persona que harán algo cuando preguntaron y luego sabotear el plan, hablar mal de alguien a sus espaldas con palabras que nunca dirían en su presencia—, es al menos tan dañino para una relación, o un proyecto de trabajo, como el daño que causa la gente de "violencia".

Y aquellos en quienes confías, en tu vida personal o profesional, son los que toman el camino del medio. Es muy estrecho, y muy pocos lo atraviesan. Pero los investigadores de *Crucial Conversations* descubrieron que quienes lo hacen son altamente confiables y muy queridos. No son necesariamente los "mejores" en la compañía, pero están dispuestos a tener las conversaciones difíciles. Dicen lo que se necesita decir. Se enfrentan al elefante en la habitación.

Pero lo hacen con respeto, con un deseo genuino de hacer que todos en la situación estén a la par, y con palabras claras y directas. Pueden "señalarte", incluso pueden despedirte. Pero —y esto es lo que la mayoría de la gente hace durante toda su vida sin darse cuenta— estas personas a menudo fortalecen sus relaciones con los demás diciéndoles cosas difíciles.

Esto puede ser contradictorio para una persona que evita el conflicto. Aquellos que obtienen el mayor respeto de los demás navegan en conflicto con el coraje de ser claros y directos, así como amables y compasivos. Esos conjuntos de cualidades no son mutuamente excluyentes, y pocas personas lo saben.

Si estás en una relación íntima con alguien que es todo eso, claro, directo, inquebrantable para enfrentar y resolver conflictos, pero también compasivo y amable, haz lo que sea necesario para mantener a esa persona en tu vida. ¡Él o ella es un unicornio! Tienes todas las posibilidades de disfrutar de una relación de alta vibración con ella, porque tu pareja es capaz de hacerlo. (¿Y tú?)

Querrás evaluar si recurres al silencio, a la violencia o a ambos, y luego preguntarte si esto te está sirviendo a ti y a tus relaciones. (Trata de evitar culpar a factores externos del tipo: "Bueno, sería directo y claro si no fuera siempre [rasgo de comportamiento negativo]".)

¿Es revelador para ti que a las personas les encante trabajar con alguien que les comunica sus frustraciones o insatisfacciones —juiciosamente, por supuesto, pero de manera abierta, honesta, en ocasiones incluso directa— pero siempre con una energía de amabilidad, amor y respeto, dando a sus colegas y amigos una oportunidad para despejar el aire?

Si eso es realmente una revelación para ti, hay buenas noticias aquí: estás en camino a un gran avance no sólo en tu CVi sino también en un mundo de interacciones increíbles con otras personas, ¡a partir de este día en adelante!

## Emociones de alta y baja vibración

### Estados energéticos positivos

Espero que internalices la idea de que pasar más tiempo, más momentos de tu vida, volcando tu atención a las emociones de alto nivel puede tener un gran impacto en tu calidad de vida e incluso en tu riesgo de enfermedad. Ya sea que un problema químico subyacente respalde tu depresión de baja vibración o patrón de ansiedad, ya sea que tomes o no un medicamento químico, cambiar la mentalidad y controlar tus emociones debe ser parte de la *solución a largo plazo*.

A medida que la velocidad de la vida aumenta, la tecnología se acelera, encontramos toxinas en todas partes del entorno y todo el mundo se vuelve más competitivo; en consecuencia, encontramos patrones cerebrales degradantes asociados con estos fenómenos. Algunos de nosotros manejamos mejor que otros las realidades cambiantes y el estrés incrementado.

¡Ninguno de nosotros puede permitirse que las circunstancias dicten nuestro CVi! ¡Debemos mantener nuestra capacidad de enfoque, nuestra tendencia a concentrarnos, en lo positivo, y nuestra capacidad para resolver problemas intacta!

Después de todo, cada uno de nosotros se encuentra con circunstancias positivas y negativas todos los días, en cada una de nuestras situaciones únicas. Cualquiera que obtenga la mayor parte de nuestro enfoque —en los minutos de pensamiento, la profundidad de la emoción y las energías que atribuimos a los eventos de nuestra vida en conversaciones con otros— influye en gran medida en nuestra energía eléctrica y las de otras personas que ingresan a nuestro campo.

Estoy a punto de compartir contigo palabras que evocan un estado de alta vibración en el que tendrás tu propia reacción, pero son palabras con asociaciones universalmente positivas que requieren una práctica disciplinada para incorporarse a tus patrones de pensamiento a diario.

Califica con qué frecuencia experimentas, consciente o inconscientemente, los siguientes estados mentales positivos:

1 = casi nunca

2 = ocasionalmente

3 = bastante a menudo

4 = muy a menudo

5 = a menudo o diariamente

Las puntuaciones de 4 o 5 son maravillosas, ¡así que felicítate por ellas! Cualquier palabra que te dé una puntuación de 1 a 3 es la que debes imprimir en una tarjeta de 7 × 12 cm para ponerla en tu espejo o llevarla a tu práctica de meditación, para la visualización y la creación de estos estados en tu mente. Mientras practicas, tus otras energías, tales como acciones y palabras, seguirán.

Las personas que realmente pueden marcar 4 o 5 en todos estos estados son aquellas con un CVi óptimo. Si eso te describe, lleva tus estrategias al mundo para salvar a todos los demás de las bajas frecuencias.

| ¿Cuánto experimento estos estados diariamente? | | | |
|---|---|---|---|
| Gratitud | 1 2 3 4 5 | Paz | 1 2 3 4 5 |
| Optimismo | 1 2 3 4 5 | Calma | 1 2 3 4 5 |
| Empatía | 1 2 3 4 5 | Realización | 1 2 3 4 5 |
| Amor | 1 2 3 4 5 | Propósito | 1 2 3 4 5 |
| Alegría | 1 2 3 4 5 | Fluir | 1 2 3 4 5 |
| Diversión | 1 2 3 4 5 | Abundancia | 1 2 3 4 5 |

Te he hecho un PDF que puedes imprimir con cada una de estas palabras de incremento de emociones, así como la tabla de emociones negativas en la página 70. (Encuéntrala en la página de recursos.) Circula cualquier emoción positiva que no estés experimentando lo suficiente y ponla donde puedas verla todos los días.

Ése es su recordatorio para infundir diariamente el pensamiento, las energías asociadas y la influencia en tu conciencia diariamente. Al hacer la meditación de yoga cinco en uno, de 10 minutos, que explicaré en el próximo capítulo, puedes reemplazar la meditación simplemente diciendo la palabra en la que estás trabajando cada vez que exhalas mientras respiras.

En algunos casos, una acción debe preceder a la emoción. Puedes tener dificultades para experimentar un propósito o diversión o satisfacción si no estás haciendo nada activamente. Puede que te cueste experimentar amor o empatía a menos que estés en una relación de algún tipo con otra persona. Ésta es la demostración perfecta de cómo los estados emocionales tienden a cambiar a medida que las acciones cambian.

## Estados energéticos negativos

Algunas emociones pueden servir para un propósito a corto plazo, para alertarnos sobre el peligro o motivarnos a la acción. Pero si se experimentan crónicamente y sin resolución, gravan el sistema nervioso simpático, deterioran el cerebro, alienan a otras personas, entorpecen las oportunidades y evitan las relaciones de alta calidad, dejándonos vagamente o incluso muy insatisfechos con la vida y preguntándonos por qué.

Califica con qué frecuencia experimentas, consciente o inconscientemente, estos estados negativos de la mente:

1 = casi nunca
2 = ocasionalmente
3 = bastante a menudo
4 = muy a menudo
5 = a menudo o diariamente

Los puntajes de 3 a 5 indican estados negativos de los que deseas ser consciente; utilizar el *tapping* (ve el capítulo 3) o el método metabolizar-reformular-liberar descrito antes puede disminuir drásticamente el poder que estas energías tienen en tu CVi. Para cualquier estado energético negativo en el que te hayas calificado 1 o 2, ¡felicítate porque estás haciendo bien al evitar estos vampiros de energía!

| ¿Cuánto experimento estos estados diariamente? | | | |
|---|---|---|---|
| Resistencia | 1 2 3 4 5 | Duda | 1 2 3 4 5 |
| Ansiedad | 1 2 3 4 5 | Envidia | 1 2 3 4 5 |
| Vergüenza | 1 2 3 4 5 | Miedo | 1 2 3 4 5 |
| Enojo | 1 2 3 4 5 | Crítico de mí mismo o de los demás | 1 2 3 4 5 |

Es importante evaluar, deteniéndote de 30 a 60 segundos en cada una de estas emociones, ya sea que estés pensando en alguno de estos aspectos negativos. La mayoría de nosotros descubrirá que tenemos una tendencia hacia uno o más de ellos, mientras que otros no son un problema para nosotros. (¡Considera una bendición si uno o más de éstos no te detienen!) La resistencia a lo que puede provocar sentimientos de estar atascado. La resistencia a aceptar la realidad también puede hacer que evites hacer las cosas que quieres lograr, ya sea desarrollar una habilidad a plenitud, terminar un proyecto o bajar cinco kilos.

Encontrar el equilibrio entre resolver problemas en tu vida (resolución activa de problemas) y liberar emociones sobre lo que no se puede cambiar (aceptación activa) es una de las mejores claves para subir tu vibración.

Toma cualquiera de estas palabras que haga más sentido con tus propios desafíos específicos y aplica el método metabolizar-reformular-liberar que aprendiste, y considera intentar el *tapping*, también llamado técnica de libertad emocional (TLE), en el próximo capítulo, para hacer un trabajo más rápido de resolver tus emociones negativas cada vez que las experimentes. Asegúrate de leer la sección "Meditaciones" en el siguiente capítulo y considera usar tus tarjetas, anotando cada estado negativo que experimentas a menudo, para liberar ese estado mientras meditas durante unos minutos cada día.

*Capítulo 3*

✱ ✱ ✱ ✱ ✱ ✱ ✱ ✱ ✱ ✱ ✱ ✱ ✱ ✱

# Prácticas que elevan la vibración

---

**COSAS QUE ELEVAN**

- Hacer un trabajo mental o físico desafiante y significativo
- Estar al aire libre con buen clima: sol, oxígeno, interacción con los seres vivos
- Cultivar conscientemente la gratitud y la paz
- Respirar profundamente
- La compañía que tienes: tu vibra atrae a tu tribu
- Mascotas
- Atención plena
- *Tapping* o técnica de libertad emocional
- Dominio de las emociones
- Feng shui
- Descanso
- Lograr estados de flujo
- Vive hoy, planea para el futuro
- Aprovechar el inconsciente: trabajo con los sueños
- Dejar ir lo que no sirve
- Energía sexual: el campo de fuerza más poderoso del universo
- Prácticas de arraigo del Lejano Oriente
- Meditaciones
- Sauna de infrarrojos y détox físico
- Las frecuencias de la música
- Las frecuencias de las palabras
- Responsabilidad, compasión consciente y actos de bondad aleatorios
- Oración y fe

---

Una de las conclusiones más importantes que espero obtengas de este libro es que cada elección simple en el transcurso de un día afecta tus energías. Repasemos algunas de ellas que son las más poderosas y fáciles de implementar. ¡Comenzaremos con los aspectos positivos!

## Hacer un trabajo mental o físico desafiante y significativo

Tener problemas para resolver, incluidos los proyectos complejos, es bueno para la viabilidad a largo plazo del cerebro, y resulta que también es bueno para tu sentido de propósito y bienestar. Lo mismo puede decirse de tener un trabajo que hace la diferencia en la vida de los demás, lo cual es muy gratificante en muchos aspectos.

He notado que aquellos que venden autos, elaboran contratos legales o fabrican productos físicos a menudo aseguran amar su trabajo porque sienten que ayudan a otros. Por lo tanto, no es necesario ser un médico, un orador motivacional o un terapeuta para experimentar las poderosas vibraciones de ayudar a los demás todos los días mientras se te paga.

Todos debemos sentir que tenemos una razón para estar en el planeta, y la queja más común de los que se suicidan es una sensación de falta de sentido. Incluso si tu trabajo consiste en estar en la línea de producción, el hecho de hacerlo con otros, hacerlo bien y con objetivos y algún tipo de desafío es bueno para ti. Este tipo de desafío es el ejemplo perfecto de cómo el "estrés", en el sentido de tener tensión en tu vida, es realmente positivo; el tipo de estrés que es malo para ti y tu ambiente pertenece a los negativos crónicos en la vida que no se resuelven.

A menudo digo que he sido bendecida por tener una carrera haciendo exactamente lo que quiero hacer y elegí hacer. Había sido una apasionada durante muchos años acerca de enseñar a las personas a comer alimentos integrales. Al principio, no tenía ninguna meta de ganarme la vida de esta manera. Sólo ofrecía muchas clases gratuitas, sin nada para vender. Simplemente estaba mostrando las formas fáciles, deliciosas y baratas en las que aprendí a alimentar a mi familia con alimentos integrales, a sacarlos del tren de alimentos procesados (dejando de lado nuestros diagnósticos y medicamentos en el camino) y a perder mucho peso.

Incluso viajé fuera de mi ciudad para dar clases. Mis seguidores en línea me ofrecieron espacios para enseñar y patrocinadores, e incluso después de escribir mi primer libro a menudo me olvidaba de llevar ejemplares para vender a los asistentes. O me olvidaba de llevar billetes pequeños para dar cambio, porque estaba absorta en la preparación de mis demostraciones y materiales de clase. Fue realmente una misión, y el beneficio financiero ni siquiera se me ocurrió. A medida que mi sitio web requería más y más tiempo, me sentí llamada a abandonar mi trabajo en la universidad con ingresos garantizados y dedicarme de lleno a esto.

Pero el karma recompensa la pasión y la integridad. El karma fluye en forma de atracción hacia todas las cosas correctas. Tengo una voz en mi cabeza cuando las cosas parecen no fluir, y dice así:

"Confía en el karma. El universo es perfecto. Todo funciona."

Prefiero ganar menos dinero haciendo algo que me entusiasma y me hace saltar de la cama todas las mañanas porque quiero sumergirme en él. Así que en GreenSmoothieGirl.com enseñé lo que sabía y amaba, independientemente de si tenía una gran "estrategia" de marketing para cualquier contenido en el que pasara mi tiempo.

Me forcé a trabajar en mis creencias limitantes, las cuales incluían el hecho de ser técnicamente inepta, que se me dificultan las hojas de cálculo y que nunca obtuve esa maestría en administración de empresas que probablemente debería tener para dirigir un negocio. Puedo nombrar media docena de puntos débiles en mi negocio en un momento dado.

Todo el crecimiento que tenía que suceder vino con el tiempo y con un gran esfuerzo constante. Tengo muchos más obstáculos que saltar y cosas que aprender en mi carrera. Aprendí que amo los desafíos, aunque a veces mis ambiciosos planes me quitan el aliento si me permito sintonizar con la vibración del miedo.

Encontré formas de ganarme la vida haciendo exactamente lo que quería, y no le ofrecí nada a mi público que no estuviese haciendo yo misma y que no estuviera convencida de que mejoraría sus vidas.

En resumen, he podido dirigir un negocio enseñando a las personas a comer alimentos integrales, que es lo que resucitó mi propia salud hace muchos años, con mucho éxito y con integridad.

Y la razón por la que quiero compartir esto contigo es que mi trabajo es verdaderamente una de las mayores bendiciones de mi vida. A menudo les digo a mis hijos: "El trabajo es una bendición." No quiero que lo consideren una tarea rutinaria, algo en lo que cuentan los minutos y las horas hasta que puedan dejar de hacerlo. ¡El trabajo puede, y debería, alimentar tu vida de alta vibración tanto como pueda!

Tengo la fortuna de hacer algo significativo que ayuda a los demás, que me desafía y que provee a mi familia. Si no puedes decir lo mismo, espero que hagas lo que sea necesario para vivir tu vida de una manera más amplia en términos de lo que haces para pagar las facturas.

Obtén esa certificación, trabaja esas horas extra, haz cosas que te asusten, pídele a alguien de tu red que te presente. Está bien tener miedo, ¿quién no lo tiene? Pero no está bien no ir tras tus sueños porque tienes miedo. Eso es vivir con poca vibración.

Vivir en alta vibración no siempre es difícil. Pero vivir en baja vibración es más fácil en las decisiones cotidianas, porque comes lo que sabe bien, rara vez te levantas de la silla, de ahí el hecho de que la mayoría de la gente viva en inercia, desplomada en una silla, y muera ahí.

Pasamos gran parte de nuestra vida trabajando; es imperativo que lo que elijamos profesionalmente sea positivo y alegre.

Ten en cuenta que mi carrera no ha sido fácil. Ni por asomo. Tampoco me gusta todo en mi día ni todo lo relacionado con mi trabajo. Creo que un trabajo fantástico es uno que te guste o ames 80 o 90%, y encuentres la forma de estar en paz con el otro 10 o 20%, y lo hagas de todos modos agradeciendo a Dios diariamente por el desafío.

He tenido días malos, meses malos e incluso un año completo malo, cuando se trata de desafíos o de estrés. He tenido al menos cinco personas que amenazaron con demandarme en el camino, sin ninguna razón legítima más allá de suposiciones, avaricia y competencia. He cometido errores que me han costado al menos un millón de dólares en pérdidas. He trabajado con socios deshonestos y empleados que me robaron dinero.

He sufrido muchas otras pérdidas, tuve que despedir a varios empleados en el transcurso de ocho años e invertí apasionadamente una gran cantidad de tiempo y esfuerzo en cosas que no funcionaron.

He fallado, en grande, varias veces.

Y aun así tengo lo que en los estándares de cualquiera sólo puede llamarse un negocio muy exitoso y una vida exitosa, increíble, aventurera y ahora incluso libre de deudas.

Para lograr tus sueños sólo tienes que ganar un poco más de lo que pierdes, aprender a estar tranquilo y centrado incluso en la tormenta, y cancelar tus pérdidas tan rápido como cancelas tus emociones negativas. Una de las cosas más importantes que he aprendido es hacer la paz con el hecho de que la vida incluye algunas pérdidas y poner mis contratiempos en mi espejo retrovisor lo más rápido posible, manteniendo las enseñanzas clave.

### Estar al aire libre con buen clima: sol, oxígeno, interacción con los seres vivos

Estar afuera te permite llenar tus pulmones con aire limpio y desintoxicar una parte importante de tu cuerpo. Y la luz del sol no sólo es buena para el alma; también es fundamental para prevenir el cáncer y construir huesos saludables. Ahora se ha demostrado que la luz del sol recarga la "batería" humana.

Los rayos del sol han sido demonizados como causantes de cáncer, y los dermatólogos nos dijeron durante décadas que nos mantuviéramos alejados de él y nos pusiéramos protector solar. De hecho, muchos todavía lo hacen. Es cierto que las quemaduras solares pueden provocar cáncer, al menos las formas más inofensivas, los cánceres de células basales y escamosas, que casi siempre son fáciles de tratar. Sin embargo, parece más probable que el cáncer de piel verdaderamente mortal, el melanoma, no sea causado por el daño solar.

Se han publicado cientos de estudios que demuestran que los niveles de vitamina D son la correlación número uno con el riesgo de cáncer de todo tipo. Es decir, mientras más cerca viva la gente del ecuador, con más exposición al sol, mayores serán sus niveles de vitamina D y menor será la incidencia de cáncer. Esto ha puesto en duda las suposiciones y las investigaciones sobre el cáncer de piel.

Todos sabemos que respiramos demasiado aire viciado y sucio en ciudades y dentro de oficinas y que tenemos que salir. ¿Pero qué más hay en la luz del sol, el aire limpio y el exterior que pueda cambiar radicalmente nuestra sensación de bienestar con una hora al aire libre?

No sólo puedes "almacenar" la vitamina D para los meses de invierno sin sol, hasta cierto punto, sino que la luz del sol y la oxigenación del aire limpio aumentan las endorfinas y te vuelven más saludable y feliz. ¿Qué es lo que más te gusta hacer afuera? Mi hija de 22 años y yo tenemos una caminata favorita cerca de nuestra casa, desde el complejo de Sundance hasta una maravillosa cascada. A mi hijo de 17 años y a mí nos encanta esquiar juntos, lo que a veces nos puede dar un poco de sol en el invierno. Además, tomamos nuestras vacaciones en un lugar cálido cuando es pleno invierno en Utah.

Es importante tener en cuenta que la vitamina D en la superficie de la piel tarda tiempo en absorberse y asimilarse, por lo que, si es posible, no te bañes durante algunas horas después de haber estado al aire libre.

Está surgiendo cada vez más evidencia de que los protectores solares comerciales están llenos de productos químicos que conducen, irónicamente, al cáncer. Lo peor son las latas de aerosol que tienen productos químicos aún más dañinos. Puedes comprar bloqueadores solares físicos o minerales (en lugar de químicos) en línea y en tiendas de alimentos naturales libres de químicos dañinos y usar dióxido de titanio para bloquear los rayos dañinos del sol. Incluso puedes comprar una versión con maquillaje, como la de Green Screen. De esa manera, la crema no te hace ver blanco pálido, que generalmente es la queja sobre estos protectores solares.

Estar al aire libre te expone a vibraciones armónicas que tienen el efecto opuesto sobre tu salud que aquellas en interiores, donde todos los artefactos electrónicos están enchufados. Para la mayoría de nosotros en entornos urbanos estar fuera requiere planificación, elegir a propósito recargar nuestra energía en el aire limpio de un ambiente natural. Debido a que a menudo trabajo desde mi casa, tomo mis llamadas afuera cuando el clima lo permite.

### Cultivar conscientemente la gratitud y la paz

A menudo, cuando empiezo a tener un patrón de pensamiento y emoción negativo, debido a tanto condicionamiento a una edad temprana y una infancia de abuso físico y emocional y el trastorno de estrés postraumático resultante, interrumpo esos pensamientos con una reflexión sobre las cosas por las que estoy agradecida.

Si me quedo con ese reflejo y realmente dedico tiempo a sumergirme en la gratitud y comenzar a pensar en los milagros en mi vida, esta práctica nunca falla para convertir una frecuencia negativa en positiva. Después de todo, no podemos pensar en dos cosas a la vez. Entonces tenemos el poder de cambiar un pensamiento negativo por uno positivo.

Nuestra tendencia es hacia la autocrítica y la negatividad, por lo que los patrones de pensamiento de tendencia positiva deben ser cultivados de manera consciente.

**Respirar profundamente**
"La respiración convierte el miedo en emoción", leí una vez. Y descubrí que respirar profundamente cuando siento ansiedad la disipa. La respiración es fundamental para la práctica del yoga, y lo bueno de la respiración es que se puede hacer en cualquier lugar, en cualquier momento, incluso mientras estás haciendo otra cosa.

Uno de tus desafíos es tomar 30 respiraciones profundas por día. Esto no sólo limpia tu sistema respiratorio, sino que también aumenta tus frecuencias de inmediato, ¡y descubrirás que eleva tu estado de ánimo y tu energía! Cuando llegues a la cima de cada respiración haz una última inhalación. Cuando llegues al final de tu exhalación saca un poco más de aire, eliminando el dióxido de carbono rancio para darte una verdadera limpieza profunda.

En la página de recursos hay tres flujos cinco en uno diferentes, de 10 minutos, con cualquiera de los cuales puedes comenzar tu día, para aumentar tu vibración de cinco maneras diferentes a la vez. Uno se centra en el yoga y en la meditación de gratitud; el segundo es un flujo de tai chi, y el tercero es para despejar las emociones negativas. Si haces cualquiera de ellos bajo el sol, mientras tomas 30 respiraciones profundas, y con los pies en el pasto, tierra o arena, ¡habrás hecho algo increíblemente beneficioso para tu CVi de cinco maneras diferentes!

## La compañía que tienes: tu vibra atrae a tu tribu

Es posible que hayas escuchado el dicho: "Tu ambiente atrae a tu tribu", lo que sugiere cuán poderosas son las personas que permites en tu campo de energía para elevar o reducir tus frecuencias personales. Es una gran experiencia de aprendizaje para ser consciente de cómo las personas te afectan.

Las personas con habilidades intuitivas que están muy en sintonía con la energía a menudo identificarán y describirán muy rápidamente la detección de una energía oscura, o una luz, o un campo de fuerza pura cuando se encuentren en el campo de energía de otra persona.

Algunos se refieren a auras (algo similar en concepto al principio científico de la vibración de todo el organismo), que pueden oscilar en profundidad desde aproximadamente el largo de un brazo hasta llenar una habitación completa.

La gran sanadora de energía Donna Eden, quien dice que "ve energías", hizo este maravilloso comentario sobre cómo interactúa con los campos de energía de los demás en su libro seminal, *Energy Medicine*:

> Cuando las energías de un cliente están zumbando, una escena exquisita, palpitante y cautivadora se presenta frente a mí, como si cintas de energía se movieran arriba y abajo del cuerpo, tejiendo intrincados patrones. Las vías de energía son abiertas y amplias en lugar de densas y congestionadas. Como una cascada interminable, otras energías se extienden por la parte superior de la cabeza y un campo de energía rodea y acaricia el cuerpo.

Donna Eden ha entrenado a muchos para que aprovechen su "intuición" interna y comiencen a ver energías a las que podríamos habernos cegado. Con todas las imágenes coloridas que describen aquellos que "ven" las energías, no es de extrañar que algunas auras o energías funcionen con las tuyas y otras no, aunque eso puede cambiar a medida que tú o la otra persona toman decisiones diferentes.

Ten en cuenta que cuando alguien está en un ataque de nervios y hablando de cosas negativas en su día le resta valor a tu espíritu.

¿Te ha pasado que hay personas nuevas con las que te encuentras que sientes que has conocido desde siempre, y quieren estar todo el tiempo juntos? Otros, con suerte con mucha menos frecuencia, te repelen, e incluso te haces para atrás mientras hablan.

¿En qué tipo de frecuencia estás resonando? Si tu vibración es baja, atraerás a otras personas con frecuencias similares a tu vida: profesional, social e íntima. ¿Puedes permitirte esto?

Si te dijera que todos se sienten atraídos por las personas de alta vibración, no sería cierto. Si tienes una baja vibración, encontrarás francamente molestas a las personas creativas, positivas, felices y de mucha energía. Has sabido esto durante toda tu vida, ya sea que le pongas palabras o no. Tus sentimientos hacia ellos podrían describirse como sarcásticos, celosos o simplemente frustrados.

No estoy sugiriendo que abandonemos todo el sufrimiento y vivamos *On the Good Ship Lollipop*. Pollyanna está en una película, no en la vida real. Y a veces debemos soportar las dificultades y la miseria y estar contentos y ser pacientes con el dolor y el sufrimiento.

Sin embargo, cuando un espíritu oscuro te molesta y tu intuición te dice que una energía proveniente de una persona no es segura, es importante que seas protector de tu delicada y sagrada vibración holística. No siempre sabemos por qué una vibración es dañina para nosotros, pero es importante prestar atención a nuestra intuición. Después de todo, estás en el proceso de cultivar una hermosa energía armónica. No dejes que nadie te lo quite.

Una de las cosas maravillosas de la limpieza consciente y energética de muchas impurezas físicas y emocionales es que tu vida social y profesional mejorará para tener más victorias y menos pérdidas.

Invitas a altas vibraciones a tus relaciones y cambias aquellas que no resuenan contigo haciéndoles preguntas sobre lo nuevo y maravilloso de sus vidas. A menudo le pregunto a un amigo que no había visto en mucho tiempo: "¿Qué es lo mejor en tu vida en este momento?"

Todos adoran esta pregunta. Algunas veces mi amigo dice: "¡Un montón de cosas!" Y luego las exploro, una por una. Después de entender el gran proyecto en el que está trabajando o una nueva relación que ha encontrado, digo: "¿Y qué más?"

Observa cómo aumenta la energía de la persona con la que estás mientras expresas genuino entusiasmo por lo que sucede en su vida. Y no te detengas con sólo una pregunta. Cuando responda la primera, si parece dispuesta a hablar, formula una pregunta de seguimiento: "¿Y cómo fue eso para ti?"

Un médico nuevo expresó una vez su fascinación por mi historia clínica y dijo, con asombro en su voz: "¿Qué se siente ser tú?"

Verdaderamente escuchar y mostrar interés es transformador, porque eleva y levanta a todos con los que estás. Mientras escuchan, otros se preguntarán: "¿Cuándo demostrará tanto interés en mí?", lo que elevará la vibración de todos los que están cerca de ti. Tener a alguien escuchando, fascinado, con tu historia, tu vida, es como si el sol brillara sobre ti. Y tienes la oportunidad de ser tan resonante y radiante como un rayo de sol.

Estar rodeado de personas y relaciones positivas y autorrealizadas es una de las formas más poderosas de maximizar tu CVi.

¿Quién en tu vida eleva tu vibración? Lo más probable es que esa persona vea lo mejor de ti, vea lo mejor en la vida y hable de cosas interesantes y emocionantes.

Sé el cambio que quieres ver en el mundo. Si deseas estar cerca de personas más positivas, sé más positivo. Es así de simple. Lo atraerás a medida que te conviertas en él.

> "Tú debes ser
> el cambio que deseas
> ver en el mundo."
> –GANDHI

Cualquier persona saludable y feliz de más de 40 años te dirá que ha aprendido que las relaciones son su activo más valioso y le dan la mayor alegría en la vida. Esto es cierto en una carrera: en casi cualquier profesión, todos estamos profundamente conectados. Pero también es enérgicamente cierto que somos alentados por las frecuencias de los demás en forma de optimismo, aliento y amor auténtico.

Muchos de nosotros sentimos energías caóticas en una esquina abarrotada en la ciudad y las encontramos levemente angustiosas. Pero uno-a-uno, o en una familia sana donde la expresión del amor es común, bebemos profundamente de las energías que hay allí, y en estas relaciones encontramos la fuerza para seguir adelante con nuestros muchos desafíos. Compasión, amor, apoyo, amabilidad, esto les importa más a las personas con las que te relacionas que las cosas en tu cerebro —hechos, datos, opiniones— que compartes con ellas.

Prácticamente todas las personas de alta vibración tienen amistades maravillosas y han disfrutado de un cálido y rico tapiz de relaciones con socios, colegas, y niños, relaciones tanto en la vida como en los negocios. Me he dado cuenta de que las personas realmente exitosas pueden o no tener un CI alto —Malcolm Gladwell documenta en su libro *Fueras de serie* que un CI de 130 es lo suficientemente alto para que alguien logre cualquier cosa—, pero aquellos con más inteligencia emocional o IE (un término acuñado por Daniel Goleman) y CVi optimizado (mi propio término) no sólo escriben la mayoría de los libros y desarrollan la mayoría de las tecnologías. También tienden a tener la mayor cantidad de amigos y las relaciones más cercanas y mutuamente gratificantes.

Un alto cociente de vibración te lleva a *todas las cosas buenas.*

En el test de "¿Qué tan alta es tu vibración?" se te preguntó sobre el nivel de conflicto en tus relaciones. Esto no es para juzgar si tienes desacuerdos con un cónyuge o un compañero de trabajo. El punto crítico es: ¿el conflicto define las relaciones, y cuando ocurren conflictos, recurres al silencio o a la violencia? ¿O tienes las conversaciones difíciles y llegas a un lugar de más confianza, más amor y más respeto mutuo?

**Mascotas**
Escribí la mayor parte de este libro con uno de mis dos gatos acurrucado en mi regazo o a mis pies.

Muchos estudios de investigación demuestran que tener una mascota (de cualquier tipo, ya sea que duerma en la cama, en una jaula o pecera, o incluso en el establo) puede afectar positivamente la salud física y mental de adultos y niños de muchas maneras. Puede:

- Bajar la presión sanguínea
- Regular la frecuencia cardiaca
- Bajar el colesterol
- Aumentar la serotonina
- Aliviar la depresión
- Disminuir el estrés y la ansiedad
- Incrementar la confianza, la autoestima y la empatía
- Aliviar el dolor crónico mediante la liberación de endorfinas
- Prevenir alergias en bebés y niños
- Disminuir las dificultades de comportamiento en los niños
- Mejorar las relaciones y acercar a las familias y amigos
- Ayudar a los niños sin hermanos a desarrollarse emocional y socialmente
- Ayudar a quienes viven solos a sentirse menos solos y a ser más sociales
- Mejorar el bienestar físico y el rendimiento de las actividades de la vida diaria de las personas de la tercera edad

## Atención plena

Para ser muy consciente, tomé un curso de 12 horas llamado Practicing Mindfulness, creado por Mark Muesse, profesor de Rhodes College, que se puede comprar en Audible.

El simple acto de pelar una mandarina es algo en lo que te entrena, para ayudarte a ser consciente a un nivel muy detallado de todo lo que sucede en tu mundo. Me encanta esta práctica por la forma en que te hace sintonizar mejor las reacciones y los sentimientos de los que te rodean, por ejemplo, para que puedas responder a las necesidades de tus hijos, tus compañeros de trabajo, tus empleados o cualquier persona que te importe.

A menudo operamos en piloto automático y nos volvemos inconscientes y desensibilizados a la mayoría de los estímulos en nuestro entorno. Extrañamos mucho el "jugo" en la vida cuando estamos constantemente zumbando y desafinando.

Cuando mi amigo Alan murió de repente después de una semana de quimioterapia, su esposa, Laura, de tan sólo 48 años, recibió un consejo increíble de otra joven viuda que había pasado por el mismo proceso unos años antes. Ella dijo algo que nunca podrías esperar:

"En el funeral, ve a aceptarlo. Siente cada cosa. Bébelo. Absorbe todo el amor que sentirás allí. Sé consciente de que éste es un evento en el que aprenderás mucho y sentirás mucho, y muchas cosas son buenas y trascienden el dolor. Siempre querrás guardar los recuerdos de este evento contigo."

Escucho el audiolibro *Mindfulness* de los Grandes Cursos mientras corro, que es un buen uso de mi tiempo, y me ayuda a aclarar todas las cosas que importan en mi campo de energía sutil. Mientras más consciente me vuelvo, más siento que puedo hacer microajustes con mis palabras, acciones y pensamientos para vivir una vida de mayor vibración constantemente.

"Baja la velocidad para acelerar." Has oído ese dicho. ¡No es exacto pensar que para aumentar la vibración tenemos que acelerar! De hecho, reducir la velocidad (tomarse unos pocos minutos para practicar yoga, para meditar y para sintonizar tu mundo interior) puede ser profundo para conectarte y hacerte mejor en todo lo que haces, incluido el funcionamiento de las relaciones afectuosas. Si bien esto puede parecer contradictorio, estar muy quieto y reflexivo puede, de hecho, elevar tu vibración. Las frecuencias conectadas a tierra son fuertes y consistentes, y recuerda, eso es igual de importante para un CVi optimizado. No estás viviendo en una sola frecuencia, así como no tienes sólo una nota en tu voz.

*Wholetones*, de Michael Tyrrell, que elogio en múltiples ocasiones a lo largo del libro (ve a la página de recursos, donde encontrarás un enlace para escuchar muestras), es un conjunto de siete piezas musicales de 22 minutos, cada una construida alrededor de una frecuencia de curación diferente pero perfecta. Cada una tiene su lugar. Estás más mezclado, tienes más carácter y eres más dimensional que una sola nota. Un CVi óptimo significa que vives en las bellas frecuencias.

### *Tapping* o técnica de libertad emocional

*Tapping* es una técnica maravillosa que coloca descubrimientos sobre los sistemas de energía del cuerpo —que en realidad son descubrimientos antiguos de los meridianos de energía utilizados por los practicantes chinos durante dos mil años— literalmente en la punta de tus dedos.

Hasta que los practicantes comenzaron a enseñar la técnica de libertad emocional (TLE) hace unos 20 años, la liberación de energías atascadas o bloqueos en las vías de energía del cuerpo requería la ayuda de los acupunturistas y los trabajadores de la energía de acupresión. Me encanta que con esta técnica podamos resolver nuestros propios bloqueos, de forma rápida y sin ningún equipo especial, con algunos conocimientos básicos y práctica.

Y en segundos puedes cambiar tus energías en una dirección diferente al involucrar tu mente y moverla para rendirte a lo positivo y a la liberación.

La TLE puede ser útil para el dolor físico y también para el dolor emocional causado por la pérdida, la traición, sentirse infravalorado, el estrés y la ansiedad, así como las muchas otras formas en que podrías describir la incomodidad; todos, recuerda, son ni más ni menos que energías.

Además de hacer *tapping* en puntos de acupresión en una serie, expresas afirmaciones positivas para que tanto física como verbalmente estés moviéndote y saliendo de un espacio negativo o estancado.

Una rama de la psicoterapia que se ha vuelto muy popular incluso con las terapeutas tradicionales es la DRMO (desensibilización y reprocesamiento por movimientos oculares), que también utiliza los sistemas energéticos del cuerpo para reciclar el cerebro y ayudar a los clientes a resolver el trauma. Cientos de estudios publicados muestran la eficacia de esta terapia, que utiliza el sentido kinestésico y el trabajo del movimiento ocular para cambiar las frecuencias cerebrales asociadas con el trauma.

Un punto de partida de la DRMO ha llegado a lo que muchos practicantes de TLE enseñan: si está tocando los puntos correspondientes a cada lado del cuerpo, se recomienda no tocar ambos lados en sincronización, sino en cualquier patrón errático que no lo haga hacer coincidir de izquierda a derecha. Esto puede aumentar la efectividad de la técnica.

La mayoría de los practicantes tradicionales de TLE te enseña a tocar con dos dedos, el índice y el dedo medio. Puedes usar la mano derecha o izquierda. Puesto que normalmente hay puntos de contacto correspondientes a cada lado de tu cuerpo, puedes utilizar ambas manos para tocar lados alternos, pero si estás usando sólo una mano, está bien cambiar de un lado a otro.

Los puntos de *tapping* comienzan en la parte superior de la cabeza, moviéndose hacia abajo sobre el cuerpo, y debes tocar cada punto aproximadamente seis veces, o el tiempo que te lleve respirar de manera profunda y soltar el aire.

Quítate anillos, pulseras, relojes y collares, si eso es fácil en tus circunstancias y, de ser posible, bebe primero un vaso de agua, ya que eso facilita la conductividad de la electricidad. Comencemos probando un patrón de *tapping*, con verbalización, para resolver una emoción negativa.

Mientras tocas los siguientes puntos (con los dos dedos de ambas manos) di la frase posterior, que representa un deseo relacionado con una emoción de poca vibración como las mencionadas antes.

Co: coronilla
Ce: ceja, justo por encima y a un lado de la nariz
LO: lado del ojo
BN: bajo la nariz
BL: bajo los labios
Cl: clavícula
BB: bajo el brazo
PK: punto karate

Ejemplo de afirmación: "Aunque tengo _____, me amo y acepto profunda y completamente."

No es necesario que en verdad creas lo que dices (aunque sería bueno) para que esta técnica sea eficaz. Ahora que estás en este punto del libro, sin embargo, es posible que encuentres más "creencia" en este sistema de despejar las malas vibras que antes parecían extrañas.

Recuerdo que el día que mi madre me compró un manual de TLE, cuando tenía 22 años, pensé que era vudú y me negué a probarlo. Qué irónico que sintiera que era poco científico y tonto, sin embargo, lo que me atrajo muchos años después fue descubrir una ciencia cuantificable que respalda esta y muchas otras prácticas que cambian las energías con la mente, o incluso con la estimulación física manual, y en este caso, ¡ambos!

Si estás en un entorno social y no puedes alejarte para utilizar esta técnica de TLE cuando necesitas un cambio en las frecuencias, hazlo con una mano y pronuncia las palabras en tu mente. ¡La gente pensará que sólo estás tratando de recordar algo!

Muchas personas obtienen alivio del dolor físico como malestares de cabeza usando TLE, lo que no debería sorprenderte, ya que ahora sabes que, como dijo Einstein: "Todo en la vida es vibración". Incluyendo el dolor.

He hecho un video para ti sobre cómo el *tapping* puede ayudarte a cambiar un ambiente fracturado y suavizarlo. Puedes encontrarlo, con los otros recursos, en la página de recursos.

**Dominio de las emociones**
Ha sido un viaje largo, difícil y gratificante pasar de mi infancia de caos, ira y miedo a un lugar de amor, aceptación, gracia y paz.

Cuanto más aprendo y practico el proceso que enseño en este libro, el ejercicio de 90 segundos para metabolizar-reformular-liberar cualquier emoción negativa (ve el capítulo 2), más feliz y más pacífica me vuelvo.

Este proceso me ayuda a sentir que tengo el control de mi vida, incluidos mis sentimientos, mientras reconozco que esos sentimientos son instructivos. Pienso en este proceso como el viejo videojuego Pac-Man.

¡Estos 90 segundos que te tomas pueden engullir la ansiedad, la ira y la frustración y poner puntos en tu marcador! Y adivina qué, vas a perder esos 90 segundos de todos modos, porque cuando alguien te irrita en el tráfico o socava tu trabajo en una reunión o echa a tu hijo de un equipo deportivo, vas a usar por lo menos 90 segundos de felicidad y productividad en esos sentimientos terribles, ¡ya sea que hagas este proceso o no!

Dominar tus emociones (a través del método de metabolizar-reformular-liberar) no significa que nunca sientas lo negativo. Significa que reconoces la oportunidad de aprender, la ajustas a tiempo y los negativos se vuelven positivos, significativos y en un tiempo récord.

No matizo mis sentimientos ignorando, rellenando o fingiendo; sin embargo, tampoco permito que mi alta frecuencia sea secuestrada por un evento negativo durante mucho tiempo, o incluso en absoluto, la mayor parte del tiempo.

¿Qué estoy sintiendo en realidad, ya que a menudo la emoción verdaderamente legítima está debajo de la superficie de la emoción obvia? ¿Qué hay para aprender de esto? ¿Cómo puedo hacer algo en este crisol en el que estoy que sea lo "opuesto" al instinto? ¿Cómo puedo vivir en mis funciones humanas superiores y honrar lo divino no sólo en la otra persona sino en mí misma?

¿Qué puedo hacer con esta situación para mi propio crecimiento?

Cuando hago estas preguntas antes de elegir reaccionar ante una situación estresante o conflictiva, grande o pequeña, todo lo que me sucede es una oportunidad.

Éste ha sido un viaje muy gratificante, aprender este método para mantener mi vibración alta, independientemente de las circunstancias. Descubrí este método durante los tres años más difíciles de mi vida, cuando muchas personas dependían de mí y algunas de las experiencias más difíciles de mis 50 años sucedieron, una tras otra, en una serie de eventos que aún, cuando miro hacia atrás, me deja sin aliento.

No podía permitirme bajar. Era madre soltera con cuatro hijos de edades vulnerables que me necesitaban, además de que era una empresaria con 20 empleados que dependían de mí para obtener ingresos, y muchos otros colegas asociados conmigo también se verían afectados por mi fortaleza o debilidad.

Me enorgullece decir que aún estoy de pie: más fuerte y mucho más compasiva y profundamente arraigada que antes.

Mi metabolismo rápido de una emoción negativa te puede sonar un poco como la reacción de una persona autista —no ser consciente de las emociones de los demás—, si es que no entendiste que realmente estoy experimentando y honrando mis propios sentimientos y los de los demás, mientras le doy sentido hacia la resolución, de manera rápida.

Esto es muy diferente de comportarse como un autómata sin realmente "sentir" nada de nada. Lo que quiero enseñarte no es "¡Espejito, espejito! ¡Todo lo que digas será al revés!", una forma rudimentaria que tienen los niños en el patio de recreo de responder a un bravucón. (¡Lo cual es completamente creativo, si me preguntas, y apropiado en su nivel de desarrollo para mantenerse a salvo en una situación amenazante!)

Cuando utilizas el método metabolizar-reformular-liberar, considéralo una curación de círculo completo de toda la psique. Considéralo tu boleto para liberarte de las malas vibraciones.

**Feng shui**

Hemos explorado de muchas maneras que la ciencia ha descubierto, o está empezando a vislumbrar, el poder de la energía. El feng shui es un antiguo concepto chino, ahora estudiado por muchos en todo el mundo, que armoniza el entorno físico para ser propicio a las fuerzas o energías invisibles que los chinos llaman qi (pronunciado "chi").

Un practicante de feng shui es educado en la detección de las energías yin (femenina, oscura) y yang (masculina, ligera), organizando el ambiente para el equilibrio. Yin y yang se refieren a los opuestos, aunque no de género como lo conocemos. Los practicantes de feng shui también buscan armonía y equilibrio en los cinco elementos de metal, tierra, fuego, agua y madera.

Mientras que algunos consideran al feng shui supersticioso o anticuado, da lugar a la idea muy sólida de que la disposición de los muebles y el arte en tu hogar, o la mezcla de fuego, agua, metal, madera y aire en tu entorno, te da equilibrio y arraigo —literal y figurativamente—, del mismo modo que todos estos elementos están representados y equilibrados en la naturaleza. Disfrutarás y encontrarás útil aprender un poco más sobre este arte chino, para encontrar el equilibrio en tus propias energías masculinas y femeninas (todos tenemos ambas, y algunos de nosotros podríamos desarrollar más de una u otra). Equilibrar y optimizar la energía puede ser tan importante como aumentar las energías de forma constante y gradual.

La parte más fundamental para crear un espacio positivo es que tu oficina y tu hogar estén limpios y despejados. Pero si estás buscando más, aquí hay algunos consejos prácticos y detallados para lograr el feng shui en los espacios:

- Cuando busques un lugar para vivir, que sea una casa o un departamento con vista a la naturaleza o a un horizonte urbano alentador. Evita las vistas oscuras y de lugares como prisiones, cementerios y áreas industriales.
- Si tienes la opción de elegir el diseño (ya sea en los planos o en la decoración), idealmente debes tener un buen flujo y que te haga sentido. Evita casas o departamentos de formas extrañas que dificulten el acomodo de los muebles y el flujo general.
- La luz y, por lo tanto, las ventanas son extremadamente importantes. La luz solar natural es mejor, pero la iluminación interior que imita la luz del día también ayuda. Pero cualquier tipo de luz es mejor que nada.
- Elige colores de pintura de pared cuidadosamente. Los colores vivos y brillantes son mejores en las cocinas. Los colores tenues como verdes, morados y azules son los mejores para las habitaciones tranquilas y relajantes. Cualquier color que te recuerde el agua es un gran tono para los baños. Una tonalidad de blanco está bien si no tienes tiempo o "habilidades de diseño" para elegir colores y combinaciones para todas tus paredes.
- En general, el tamaño de los muebles en cualquier habitación debe ser propicio para el espacio en la habitación; evita la saturación. Recuerda permitir el flujo, especialmente en áreas de mucho tráfico. La mejor guía para la calma general es la limpieza y el orden.
- **Sala de estar:** para promover el equilibrio y la calidez de grupos de personas, proporciona un diseño circular cercano (u otra

forma común) para las sillas y sillones con el propósito de facilitar la conversación. Ten un elemento central para reunir, como una mesa de centro, chimenea u otomana. Oculta los televisores, que no son estéticamente agradables y pueden absorber la energía de la habitación. Coloca algunas plantas verdes frescas para tener un poco de naturaleza en tu casa. Si tienes un techo alto, cuelga obras de arte a la altura de los ojos para crear un punto focal y evitar que la energía suba al techo.

- **Dormitorio:** para promover la relajación y la sensualidad, usa telas suaves con un toque lujoso para ayudar a que la habitación parezca un escape. No coloques la cama en la misma pared que la puerta, ya que genera una sensación de inseguridad. Dos mesitas de noche crean una sensación de equilibrio. La paleta de colores debe ser relajante, pero los toques de rosa o rojo agregarán una sensación romántica. Cualquier arte de la pared debe ser calmante y positivo. Elige iluminación ambiental con funciones de atenuación para que puedas controlar la sensación de la habitación. Evita los aparatos electrónicos (tele, computadora, dispositivos portátiles) en la habitación para que no se conviertan en el foco de tus energías en lugar de la cama; una excepción es un dispositivo para escuchar música relajante y romántica, que puede ser muy útil. ¡Nunca coloques un escritorio en el dormitorio!
- **Baño:** esta habitación a menudo se ha asociado con energía negativa, pero hoy hay muchas sugerencias para darle un ambiente más positivo. Ilumina la habitación tanto como sea posible; si no hay ventanas, usa buena iluminación. Agrega el elemento fuego de las velas para compensar los abrumadores elementos de agua en la habitación. Si se trata de un baño más pequeño, usa espejos grandes para crear una sensación de apertura. Usa toallas que combinen para mantener el equilibrio y la cohesión. Mantén los drenajes cerrados y la tapa del inodoro hacia abajo para evitar que la energía salga de la habitación. Y la limpieza es especialmente importante aquí, ya que el baño es considerado un lugar sucio.

- **Oficina / espacio de trabajo:** aunque ésta es la fuente de tu vitalidad y riqueza, también puede estar fuertemente asociada con el estrés. Es por eso que siempre debe mantenerse separado de todas las otras habitaciones donde vives, descansas y juegas. Para aumentar tu productividad, convierte el escritorio en el punto focal. La simetría en toda la habitación agrega un sentido de orden y armonía. Las plantas vivas purifican el aire, ayudando a tu mente a funcionar mejor. Una pequeña fuente puede ayudar a calmar esta habitación normalmente agitada. Y una habitación limpia y ordenada te ayuda a trabajar de manera más eficiente.
- **Para departamentos pequeños / o estudios:** intenta acomodar el espacio en "habitaciones" lo mejor que puedas, utilizando biombos o cortinas, especialmente separando las áreas de descanso y trabajo (oficina). La cama es el mueble que debe tener la "posición de comando" para todo el espacio del departamento. Mantén la entrada abierta y distinta del resto del espacio. Si puedes pintar las paredes, usa colores claros y brillantes para una sensación más abierta; los espejos colocados de manera estratégica expandirán visualmente el espacio. Mantén un equilibrio entre muebles y accesorios en todo el espacio, evitando las obras de arte llamativas, que harán que el departamento se vea poco estético y saturado. Y usa todos los espacios de almacenamiento posibles para mantener el desorden al mínimo.

## Descanso

Puedes creer que ya sabes lo que voy a decir. Estás prediciendo que te diré que duermas ocho horas cada noche. De hecho, voy a decirte algo bastante diferente. Ocho horas de sueño es sólo un promedio.

Del mismo modo que no debes intentar obligar a tu hijo a tener la estatura y el peso promedio exactos en la tabla del médico, también el sueño es individual. Pero hay algunos principios importantes que te ayudarán a estar tranquilo, alerta y descansado, incluso si no tienes ocho horas de sueño cada noche.

En primer lugar, ¡una hora de sueño antes de la medianoche equivale a dos horas después de la medianoche! Por lo tanto, aunque la historia muestra que Ben Franklin no lo comprobó, tenía razón en que "ir a la cama temprano y madrugar hacen que un hombre sea saludable, rico y sabio".

(Advertencia: Esto puede no aplicarse a adolescentes y adultos jóvenes, cuyos ritmos circadianos son diferentes a los de los adultos mayores y desean quedarse despiertos hasta tarde y despertarse más tarde. Por esta razón la escuela temprano en la mañana es difícil y antinatural para los estudiantes de secundaria y preparatoria.)

Pero ir a la cama temprano es una gran idea. Así que se acuéstate aproximadamente a la misma hora todas las noches.

Lo que mucha gente no sabe es que el principal predictor de si estás descansado no es cuántas horas duermes. Es si pudiste completar varios ciclos de sueño. Algunas personas están bien con sólo cuatro horas y media de sueño, si se despiertan de forma natural en lugar de con despertador.

¿Por qué importa? Porque los científicos del sueño han documentado que el ciclo natural del sueño dura aproximadamente 90 minutos. Cuando te despiertas anormalmente (mediante un reloj despertador o un ruido) en medio de un ciclo de sueño, en especial cuando te encuentras en etapas más profundas de sueño, puedes terminar muy cansado durante el día. Luego, a menudo acabas tomando café u otros estimulantes para pasar el día, y al día siguiente estás aún más cansado. Es un ciclo vicioso.

Ser capaz de despertar de forma natural después de un ciclo de sueño de 90 minutos es muy útil para tu sistema neurológico. Y adivina cómo es más probable que te despiertes cuando estás listo, antes de que suene la alarma. Así es, yendo a la cama más temprano. Y yendo a la cama a la misma hora todas las noches.

Cuando te das cuenta del ciclo de sueño de 90 minutos y el hecho de que una hora antes de la medianoche es muy valiosa y reparadora, toma nota de si a veces estás más descansado después de dormir seis horas al despertar naturalmente que después de ocho horas de sueño cuando la alarma te despierta.

Los somníferos naturales también pueden ser beneficiosos. Pueden ayudarte a conciliar el sueño rápidamente, a mantenerte dormido y a dormir más profunda y restaurativamente. Utilizo un gotero lleno de un suplemento de ácido fúlvico y húmico (minerales de la materia vegetal que se descompone en la tierra) en el agua justo antes de acostarme, y de nuevo en medio litro de agua apenas me despierto. Mantiene mi sistema neurológico encendido todo el día, con calma y sin necesidad de estimulantes.

Durante mucho tiempo tuve problemas para dormir lo suficiente y me sentía ansiosa cada vez que no recibía las tan promocionadas ocho horas por noche. Los medios me hicieron pensar que si no lo hacía era deficiente. Cuando descubrí este increíble suplemento concentrado de ácido fúlvico y húmico, con todos los minerales y oligoelementos en perfecto equilibrio, comencé a quedarme dormida en cuestión de minutos. Hasta que descubrí esto hace casi 10 años, rutinariamente me tomaba una o dos horas dormirme, así que incluso cuando pasaba ocho horas en la cama, dormía mucho menos de lo que quería.

Lo formulamos porque los suplementos minerales casi siempre están hechos de tizas o rocas, y si bien son ricos en minerales, no son bien absorbidos por el cuerpo. Los ácidos fúlvicos y húmicos provienen directamente de fuentes orgánicas de lechos de plantas antiguas, pero antes se convierten en esquistos. Ésta es la fuente que las plantas utilizaron para obtener sus propios minerales, antes del agotamiento del suelo causado por 30 años de uso de pesticidas y herbicidas.

Otros suplementos que han ayudado a muchos y pueden ser útiles para ti, dependiendo de las causas de tu insomnio (hay varias razones), son GABA, raíz de valeriana, aceite esencial de lavanda, aminoácido L-teanina y, por supuesto, melatonina. (Trata de no depender de los suplementos de melatonina, o, según algunos expertos, tu cuerpo pensará que su trabajo está hecho y dejará de producirlo de forma natural. Además, procura tomar sólo dosis de 1 o 2 mg, no de 3 a 5 mg.)

Ocho horas de sueño por la noche pueden ser inferiores a siete horas y media, o incluso seis, si tu despertar implica un ciclo de sueño interrumpido. Las personas que duermen mucho más de lo necesario tienen una tasa de mortalidad más alta, lo que significa que es más probable que mueras si duermes demasiado. (Esto puede no ser causal. Es posible que las personas con sobrepeso, por ejemplo, que están sujetas a más problemas de salud, duerman más debido a la falta de energía.)

Entonces hay un rango de sueño saludable, y ocho horas no es un número mágico. Mi madre rara vez duerme más de cuatro horas y media. Toma una siesta de vez en cuando, pero su cuerpo funciona con mucho menos sueño del que necesitan otros. Conocerás tu cuerpo cuando observes estos principios básicos de descansar lo suficiente.

**Lograr estados de flujo**
Hace más de 20 años leí *Flow: The Psychology of Optimal Experience*, de la psicóloga Mihaly Csikszentmihalyi, sobre la investigación de este fenomenal estado mental de "flujo". En este estado estás tan lleno de energía, totalmente involucrado y disfrutando de una actividad, que pierdes la noción de "ti mismo" y no notas detalles en el entorno de los que generalmente eres consciente.

Probablemente lo hayas experimentado, y cuando lo experimentas, te sorprende y te preguntas cómo volver a él con más frecuencia. En la lengua vernácula popular se llama "estar en la zona", completa absorción en lo que estás haciendo. Otra forma de pensarlo es como un "patrón de planeo".

A mí me ocurre a menudo mientras estoy jugando tenis, inmersa en un proyecto de trabajo como escribir un libro o cuando tengo un encuentro sexual largo y extraordinario. Conoces el sentimiento: el tiempo parece suspendido, todas tus terminaciones nerviosas parecen estar vivas, tu creatividad está en llamas, y después no puedes creer cuánto tiempo pasó. Porque el tiempo parecía congelado.

¡Ésta es una gran descripción de lo que sucede cuando estás en vibración óptima! Si bien este libro trata sobre la optimización de tu energía eléctrica para una salud y felicidad fantásticas, debes planear los "estados de flujo" a medida que tus energías suben más y más, y mientras permanezcan altas con mayor frecuencia y durante más tiempo.

Así que estás comiendo de forma más limpia, optando por usar palabras positivas en lugar de negativas, y revisando tus patrones de pensamiento negativo y reemplazándolos por positivos. Estás bebiendo medio litro de agua limpia tan pronto como te despiertas, alejando todos los aparatos electrónicos de tu cama y finalmente yendo a la clase de yoga a la que querías asistir.

Guau, son seis hábitos enormemente poderosos que conducen a una vida de alta vibración, ¡que es nuestro objetivo aquí! Entonces, ¿qué harás con tu energía extra, tu mayor pasión, tu *alegría de vivir*?

¿Recuerdas esa gran cita de Nikola Tesla que compartí contigo en la introducción?: "Si quieres encontrar los secretos del universo, piensa en términos de energía, frecuencia y vibración."

¿Quieres encontrar los secretos del universo?

Qué pregunta tan espectacular. Tesla quería saber —más que lo que quería felicidad, dinero o una relación íntima— los secretos del universo.

Si respondiste a esa pregunta con indiferencia, entonces seguimos trabajando contigo en la mejora, que es el objetivo de este libro. Está bien. Pero recuerda que cuando tenías cinco años estabas constantemente curioso, explorando, con energía y entusiasmo ilimitados.

¿Qué pasaría si es posible realmente querer los secretos del universo una vez que recuperas tu alegría de vivir?

Esto tiene todo —y me refiero a todo— que ver con elevar tu CVi.

Piensa en las cosas que solías hacer pero que ya no haces. Esto, amigo mío, es el gran regalo de la vida de alta vibración. Ser más feliz. Hacer más de lo que amas. Pasar más tiempo con las personas que adoras: planear una cena, organizar una excursión, ahorrar algo de dinero para ir a algunas obras de teatro.

Piensa en todo lo que podrías hacer. Reúne a la banda. Comienza a dibujar o pintar de nuevo. Inscríbete a una clase de cocina. Siéntate para estructurar ese libro que siempre quisiste escribir.

Cuando estamos fluyendo —y recomiendo leer *Flow* si te gustan los proyectos y deseas estudiar este concepto—, estamos operando a máxima capacidad. Todas las funciones de nuestra mente y cuerpo pueden aprovecharse por completo. ¿Qué tan emocionante es eso? Es cuando estamos *completamente vivos*.

Sueña, fluye, vibra. Todo está en tu poder, y es parte de tu destino lograr lo que viniste a hacer de forma única a este planeta.

## Vive hoy, planea para el futuro

"Vive en el momento." "Vive en el presente." Has escuchado estos conceptos muchas veces, y son importantes. No creo que a la gente en la economía agraria se le haya dicho hace 200 años que "estuviera presente". Es el desafío de vivir en el siglo xxi, cuando somos bombardeados con redes sociales, herramientas de productividad electrónica, dispositivos que brindan publicidad y entretenimiento... mensajes y medios en todas partes.

Y muchos de nosotros, especialmente los profesionistas, pasamos la mayor parte de nuestro día frente a una computadora, donde las palabras y las imágenes aparecen constantemente. Es una nueva disciplina que hemos tenido que desarrollar: mantenernos enfocados en la tarea y ser productivos, con tantas razones para mirar el pasado (¡hay un registro electrónico de eso en todas partes!), preocuparnos por el futuro y deslizarnos lateralmente en el tiempo y enfocarnos drena.

Soy una gran admiradora de trabajar en la conciencia y estar completamente presente en un proyecto o una conversación. Sin esa disciplina, no hay un estado de flujo. Cena en un restaurante con amigos sin consultar tu teléfono celular. Habla con tu hijo y míralo durante toda la conversación, recordando las señales sociales que nadie tuvo que recordar hace 50 años: contacto visual, sonrisa, tacto.

Sin embargo, cada vez que escucho el consejo de "estar presente, permanecer en el ahora", también pienso en cuántos de nuestros problemas modernos son causados por muy poca reflexión sobre el futuro: una obsesión con el "ahora".

Algunos de nosotros necesitamos ser llamados nuevamente al presente, en particular aquellos que luchan contra la depresión o la ansiedad. Se dice que la depresión es una obsesión irracional con el pasado, y la ansiedad es una obsesión con el futuro. Si cualquiera de esas descripciones resuena contigo, éstas podrían ser prácticas útiles: acercarte al momento presente, sentir los pies en el suelo, sentir que inhalas y exhalas, sentir que tus ojos se mueven en sus órbitas. Cada vez que sientas que te estás desmoronando por las costuras, el yoga, la atención plena, la meditación, los aceites esenciales y la música para arraigar, todo puede ayudarte a lograr una posición más centrada.

Aprender a estar más presente también puede ser útil si, por ejemplo, eres abrupto con las personas que te importan porque es un patrón en ti obsesionarte con el tiempo, que parece demasiado escaso, y a menudo estás sin aliento, apresurado y atrasado para tus reuniones y compromisos sociales.

Pero para algunos "estar en el ahora" no es el consejo correcto. Algunas personas sufren innecesariamente a lo largo de sus años al negarse a reconocer que las consecuencias de sus acciones en este momento afectarán su futuro. Si has comenzado un negocio pero sigues gastando tus ingresos tan pronto como llegan en viajes y diversión, la pérdida de tiempo y dinero eventualmente te hará fracasar. Lo cual afectará a tu familia y a tus empleados, tus oportunidades futuras e incluso si puedes conservar tu hogar.

Si "vives en el ahora" con respecto a la comida, tu almuerzo de hamburguesa, papas fritas grandes y refresco de 500 ml te llevará a lugares hoy —y en las próximas semanas, meses y años— que afectan todo, desde tu peso hasta tu capacidad para hacer tu trabajo, desde el uso del tiempo personal (para días de enfermedad en lugar de vacaciones divertidas) hasta la duración y calidad de tu vida.

Si "vives en el ahora" con respecto a cómo te comunicas con tu pareja, en los negocios o en la vida, puedes decir cosas que tengan un enorme efecto en tu futuro con esa persona. Recuerda que las vibraciones de tu corazón registrarán un impacto en el corazón o las ondas cerebrales de las personas que están físicamente cerca de ti (y posiblemente incluso en aquellas que están emocional pero no físicamente cerca en ese momento). ¿Cuánto más impacto, entonces, tiene la palabra hablada?

Cómo debemos tratar a los demás con nuestras palabras debe pensarse con respecto al futuro de esa relación. Hablar con claridad y hablar de forma compasiva no son mutuamente excluyentes. Recuerda que los grandes comunicadores del mundo de los negocios y el campo de crecimiento personal hacen ambas cosas de manera simultánea.

De modo que cada enfoque es apropiado en diferentes momentos: sintonizándote y sentándote en el ahora, así como demorando la gratificación por nuestros propios intereses y los de los demás en el futuro. El ser humano de alta vibración aprende a reconocer cuándo controlar la ansiedad y las vibraciones dispersas con un ejercicio de arraigo. También sabe cuándo posponer el placer o el descanso o viajar para enfocarse en el trabajo que hace que el próximo mes o el próximo año sea un lugar brillante para él, su familia y el mundo que lo rodea.

**Aprovechar el inconsciente: trabajo con los sueños**
Mi buen amigo Machiel Klerk es un reconocido psicoanalista y analista de sueños junguiano. Lo conocí por primera vez cuando asistí a su conferencia y descubrí el concepto del trabajo con los sueños. Es decir, en lugar de simplemente soñar y buscar significados en un diccionario de símbolos de sueños en línea, que puede o no tener relevancia para ti, puedes usar tus sueños para comprender y resolver problemas que bloquean la energía en tu vida consciente.

Lo que significa que en lugar de encogerte de hombros sobre cuán extraños e inexplicables son tus sueños, ¡pide ayuda a tus sueños! Machiel les dice a sus clientes que guarden un diario de sueños: un cuaderno al lado de la cama. Al igual que el ritual de rezar por la noche justo antes de irse a la cama, tu ritual para llevar un diario de sueños consistirá en escribir las preguntas que quieres resolver o aprender, y luego ir a dormir con esas cosas en tu mente.

El consciente y el inconsciente están muy vinculados. Sabemos esto porque muchos de nosotros hemos tenido sueños con serpientes, y caídas, volar o tener relaciones sexuales con una persona por la que no sentimos una atracción consciente. Incluso si crees que las teorías de Freud y su alumno Jung tienen validez, no son las autoridades finales sobre lo que tus sueños significan para ti.

Nuestros sueños pueden contener pistas sobre dónde nuestras energías pueden estar estancadas en nuestro progreso hacia vibraciones sinfónicas superiores. En lugar de pensar en tus sueños como un misterio extraño, considéralos como una puerta de entrada a las cosas que tu subconsciente está tratando de decirte.

## Dejar ir lo que no sirve

Hace muchos años, cuando estaba presionando mucho para hacer un viaje a una feria comercial en la ciudad de Nueva York sucedió que simplemente no se concretaba (todo iba mal a pesar de una gran cantidad de esfuerzo), una persona sabia me preguntó:

"Robyn, ¿te has preguntado, cuando las cosas son demasiado difíciles, si están destinadas a no ser?"

Como alguien que se enorgullece de poder hacer cosas difíciles, ésa fue una interrupción de patrones que necesitaba. El permiso para dejarlo.

Simplemente no es como funciona mi cerebro, darse por vencido, y mi tendencia natural es cavar más hondo a medida que las circunstancias conspiran en mi contra. Pero a veces rendirse es lo perfecto, y sólo necesitamos permiso para dejarlo ir. Oímos "nunca, nunca te des por vencido" con tanta frecuencia, pero a veces lo perfecto es precisamente eso: darse por vencido. Dejar de hacer cosas que no son "geniales" para poner nuestra energía en otro lugar.

No renunciar a nuestros hijos. No renunciar a nuestra salud No a nuestros sueños más preciados. No al amor propio.

Pero está bien soltar algo que no funcionó. Incluso está bien cambiar tus sueños.

Renunciar te permite cambiar de dirección, abrir una puerta para cambiar, crecer y canjear algo de valor. Renunciar te permite reinventar, ¡incluso reinventarte a ti mismo!

> "Si te encuentras atrapado
> en la historia equivocada, abandónala."
> –MO WILLEMS

Ocho años después de mi divorcio, si estoy en una conversación con una persona recién divorciada, a menudo me ofrezco para servir como una "guía espiritual del divorcio", ya que es una transición larga y difícil, especialmente para alguien que, como yo, estuvo casada durante más de 20 años, toda mi vida adulta, en el momento de ese gran cambio.

Y la primera y más importante lección que aprendí y que comparto con un novato de divorcio es dejarlo ir. Deja ir más rápido, y con gracia, las emociones negativas, el apegarte a los resultados, el sentir que cada una de las opiniones de tus hijos y cada decisión son un reflejo de ti. Deja de pensar en tus errores.

Deja ir la necesidad de ser perfecto. Dejar ir la sensación de que lo que sucedió hoy importa mucho a la larga. Deja ir lo que otros piensan de ti.

Mi propio "guía espiritual", Matthew Flinders, estaba un par de años por delante de mí en su proceso de divorcio. Dijo: "Cuando te sientas sobrecogida por algo, pregúntate: ¿esto importará en un año?"

¡He descubierto que la respuesta a esto casi siempre es no! Y eso me recuerda el libro que Matthew me hizo leer en aquel entonces: *Don't Sweat the Small Stuff… and It's All Small Stuff*, de Richard Carlson.

Irónica y tristemente, Richard Carlson murió de manera repentina poco después de que sus libros fueron publicados, en la cuarentena, dejando atrás a dos jóvenes hijas. Entrevisté a su esposa en mi podcast, *Your High-Vibration Life*, sobre cuán poco importan las minucias de la vida cuando mueres. La vida y la muerte de Carlson ejemplifican lo que él enseñó.

Hace toda la diferencia en tu CVi el dejar ir más rápido que lento —aferrarte a un plan, una creencia, una empresa fallida o una relación—, tan pronto como te des cuenta de que no te sirve ni a ti ni a los demás.

**Energía sexual: el campo de fuerza más poderoso del universo**
Cómo usas tu sexualidad tiene todo que ver con tu CVi general. Sería fácil dejar ese tema fuera del libro, ya que no se discute muy a menudo en conversaciones educadas o académicas.

Pero necesita ser abordado. No es ningún secreto que muchas personas, por lo demás inteligentes y de alto funcionamiento, tienen relaciones sexuales e intimidades confusas. El mercado para la terapia y el tratamiento de los "adictos al sexo" está aumentando a medida que hay más luz sobre este fenómeno y la pornografía de todo tipo imaginable está disponible y al alcance de la mano de cualquier persona.

Los propios adictos sufren al menos tanto como sus parejas, con la pérdida de una conexión más auténtica y, a menudo, una disfunción sexual física.

Se podría argumentar que el poder de dar vida a otro ser humano, o de participar en ese acto, independientemente de si culmina allí, es el poder más significativo que los humanos comunes presencian y del cual forman parte. De hecho, el orgasmo y la concepción son prácticamente simultáneos.

Pero ¿cuál es el acto que inicia el orgasmo? El acto sexual es probablemente la forma más intensa de intercambio de energía que existe. Las mujeres describen ser literalmente "machacadas", y debemos reconocer aquí el daño que puede ocurrirle a una persona energéticamente sensible, y, de hecho, a cualquiera de nosotros, ya que todos somos sensibles cuando no entendemos y honramos el poder de ese intercambio.

Esto sugiere cuán cuidadosos debemos ser en un mundo donde la "liberación sexual" se da por sentada y el sexo se trivializa, para permitir esta mezcla de energías sólo cuando conocemos y confiamos en nuestro compañero, nos sentimos seguros y estamos resonando en una longitud de onda similar.

A veces un compañero en un baile para dos usa el sexo para tratar de nivelar frecuencias dispares cuando ha habido una desconexión energética. Esto es generalmente ineficaz como reparación de la relación y, de hecho, puede profundizar la división, ya que el sexo es simplemente la manifestación de la conexión, y no al revés.

Puede tomar un periodo de tiempo prolongado para que una persona sensible se recupere de una interacción sexual de baja vibración. Sabemos esto intuitivamente, ya que es un acto en el que la gran mayoría de nosotros sólo participamos de forma muy selectiva, independientemente de los antecedentes religiosos. En promedio las personas tienen sólo cuatro parejas en la vida.

Arquetípicamente, las mujeres han tenido, a lo largo de la historia, una de dos funciones: una como prostituta, objeto sexual o privilegio sexual (con fines de lucro y placer), y dos, como madre (o criadora). Para lograr algo más allá de esos dos roles una mujer, históricamente, ha tenido que adoptar rasgos "masculinos" para comportarse como un hombre.

Ésta ha sido la batalla cuesta arriba de la mujer moderna para entrar en otros roles de "poder". Cuando tenía 20 años y me casé en el conservador Utah, decidí conservar mi apellido; mi propia familia (y la suya) me dijo, con desdén: "Mantener tu apellido no es tu derecho, ¡es el de tus hermanos!" y "Claramente no estás lista para el compromiso del matrimonio".

La historia reciente (las últimas dos generaciones) ha alterado la popularidad de los arquetipos sexuales, aunque todavía son muy familiares para todos nosotros y están vivos y bien, aunque algo subterráneos. Aquellos de nosotros que vivimos la fantasía moderna de empoderamiento para las mujeres somos los beneficiarios de las normas y oportunidades sociales actualizadas, pero también tenemos toda la confusión de esas vibraciones en torno a nuestro pasado histórico, con respecto a los roles y la sexualidad, para trabajar con ellas.

En términos generales, esos arquetipos son que el hombre es el perseguidor y la mujer es la perseguida: la pareja resistente, la sumisa, ¡incluso la sedada! (Los hombres han sedado a mujeres con fines sexuales desde el comienzo de los tiempos.)

Mi propio abuelo, cuando realizaba ceremonias matrimoniales, solía referirse a "deberes de esposa", un concepto que divide a los mayores respecto de las generaciones más jóvenes. Desde el movimiento de las mujeres y la revolución sexual ya no está de moda que las mujeres admitan, o disfruten, o incluso hablen de roles como "el sumiso" en la sexualidad o en cualquier otra área.

Algunas religiones del mundo prohíben la sexualidad, y prácticamente todas intentan controlarla y restringirla. Algunas personas (incluyendo a nuestro querido Nikola Tesla, en torno de cuyos descubrimientos gira este libro) eligen castrarse metafóricamente, aunque me refiero de manera específica a monjes, sacerdotes y monjas que niegan su propia sexualidad porque es baja o carnal, y se sienten llamados a la espiritualidad y la divinidad, consideradas durante mucho tiempo como reinos superiores de la conciencia. Nuestro pasado colectivo está lleno de ejemplos de la idea de que los estados superiores del ser y el acto sexual son mutuamente excluyentes.

Creo que parte de la razón por la que tenemos tantos sentimientos contradictorios sobre nuestra propia sexualidad proviene de la perspectiva masculina de que el orgasmo es el punto central de la habitación.

El orgasmo es el punto de la concepción, y pasamos el resto de nuestra vida buscándolo nuevamente, y así la sexualidad es una experiencia en exceso manipulada donde el hombre (arquetípicamente) busca hacer que la experiencia resulte en un orgasmo para él.

Lo máximo que una mujer puede esperar, y afortunadamente es común en la edad moderna, es que él quiera que ella tenga la misma experiencia: le importa que tenga la "experiencia de destino", el orgasmo. A los hombres se les ha enseñado que deberían preocuparse por el orgasmo de sus parejas, y muchos de ellos se enorgullecen de ayudar a su pareja a lograrlo a través de diversos medios.

Creen que el orgasmo es el Santo Grial del sexo.

Pero, ¿y si es sólo un paso hacia un estado de intimidad sexual mucho más evolucionado? ¿Qué pasaría si la "revolución" del orgasmo femenino, el hecho de que es socialmente aceptable que las mujeres busquen placer en la experiencia también, es sólo un punto en el camino?

Algunos hombres se están dando cuenta de que el sexo puede ser un viaje en lugar de un evento para ser manipulado para el orgasmo como la concentración de todos los puntos de luz (frecuencias) para el destino final. Cuando descubren esto, recurren a un conjunto de frecuencias que son arraigadas y dan (en lugar de recibir). Un hombre comprometido con esto experimenta potencialmente una relación sexual y general trascendente, porque ha logrado lo último en sumisión femenina:

Él piensa que lo "fundamental" es el orgasmo. Pero está equivocado. Lo mejor para ella, su trabajo en el dormitorio, es hacer que se sienta segura y amada.

El orgasmo es la frecuencia más alta que podemos traer a la dimensión física. Pero cuando nos permitimos aprovechar la resonancia de una experiencia sexual de "viaje" en lugar de "destino" de la experiencia impulsada por el orgasmo, de la que hablaremos en esta sección, puede transportarnos a un nivel diferente de intimidad.

A veces, cuando experimentamos frecuencias muy poderosas durante un periodo de euforia, puede seguir un periodo de depresión. Esta experiencia de gran vibración (y posterior caída) puede venir a través de cualquiera de las experiencias que analizamos en este libro, pero nunca es más probable que con una experiencia sexual poderosa.

Eso es porque esa experiencia extática saca a relucir tus bloqueos emocionales, desenterrados por la electricidad de tu experiencia sexual. (Recuerda, una alta tasa de oscilación puede desintoxicar una célula, por lo que es lógico pensar que la misma vibración va a desalojar algunas molestias y algunos puntos de dolor en una relación. En efecto, puede desintoxicarte, si permites la reacción emocional y te permites sentir los puntos de dolor que trae y aceptas el proceso.)

Después de todo, cualquier buen "sanador de energía" te dirá después de su sesión que esperes algunas consecuencias emocionales, volatilidad, sueños vívidos y otras reacciones inconscientes ante un cambio importante en tus energías.

Así que el sexo puede ser terapéutico no sólo porque se siente bien y causa una liberación (¡el orgasmo y la oxitocina son buenos para ti!), y porque puede ser profundamente íntimo y amoroso, sino también porque puede identificar algunas de las frecuencias más bajas que deseas traer a la luz y trabajar.

Por lo tanto, después de una experiencia sexual profunda, las parejas a menudo informan conflictos sobre cosas pequeñas en los días siguientes. En algunas relaciones incluso puede provocar una ruptura o el alejamiento de una de las partes, y ni siquiera saber por qué.

Si esto te ha sucedido a ti, y es desconcertante y frustrante, sólo debes saber que se trata de una energía que se está desarrollando y que se puede resolver. Si reflexionamos sobre las causas, identificamos bloqueos personales y de relación, ¡y esto puede ser un regalo en una relación!

Así que el sexo no es sólo para hacer bebés, y no es sólo para liberar la tensión o "relajarse". Y es probable que tengas una conciencia moderna suficiente para saber que no es innatamente "pecaminoso" —espero que sí, porque a lo largo del tiempo las religiones que prohíben o vilipendian el sexo simplemente lo conducen a la clandestinidad y hacen que adopte formas siniestras—.

De hecho, ciertos tipos de experiencias sexuales pueden ser una herramienta de sanación profundamente poderosa, porque las vibraciones fusionadas son tan intensas y muy íntimas.

"Orgasmóviles" es como las mujeres a menudo son vistas por los hombres que las cazan, dice Michael Brown en su libro *The Presence Process*. Discute cómo cambian las energías ya que la pareja masculina elimina el orgasmo como el objetivo final y decide de antemano que se detendrá o cambiará cualquier cosa en la experiencia sexual cuando se acerque demasiado al orgasmo para él.

Tendrá un "viaje" en lugar de una experiencia de "destino", que puede transformar positivamente sus relaciones no sólo con su pareja, sino con todas las mujeres y todos los seres humanos. Y Brown recomienda pasar varios días de encuentros sexuales para que salgan la vibraciones bajas y se resuelvan con base en las experiencias sexuales.

El trabajo del agresor masculino arquetípico ha sido hacer que el mundo sea seguro para los dependientes, como una mujer y niños.

Mi hija de 22 años, Emma, junta su dinero y viaja a otro continente cada verano. Tiene dos trabajos y vive con frugalidad, ahorrando para sus aventuras, y cada vez que se va su padre y yo estamos aterrados, porque ella no sabe qué mundo tan inseguro es para su género. Recientemente me envió un mensaje de texto desde Grecia, emocionada por mostrar fotos de ella en un velero con dos hombres mayores. Debido a que les pagó y porque hacen este trabajo profesionalmente, creía que ella y su amiga estarían completamente a salvo en el agua: dos estudiantes universitarias con dos desconocidos mayores.

Ni siquiera tienes que ser padre para tener la misma reacción que yo tuve. Su padre y yo estábamos perdiendo la cabeza y gritándole: "¿Has visto la película *Búsqueda implacable*?"

(¿O *Búsqueda implacable 2*, dado el caso? He visto ambas, lo que aumenta mi ansiedad cuando Emma se dirige a una de sus aventuras.

Liam Neeson libera poderes sobrehumanos para sacar a su hija de una operación de tráfico sexual que la secuestra mientras viaja con una amiga en Europa. No duermo bien por la noche cuando hace sus viajes al extranjero con *couchsurfing*. "¡Pero mamá! —dice—, ¡hay un sitio web de *couchsurfing* y la gente con la que nos quedamos tiene *calificaciones*!")

El mundo no es particularmente seguro para las mujeres, y las razones de esto son profundas y, de hecho, están contenidas en nuestro ADN, porque las mujeres, desde que nos expulsaron del Jardín del Edén, con frecuencia nos encontramos en situaciones vulnerables.

Una amiga mía leyó el primer borrador de este capítulo, y lo que dijo en respuesta fue muy indicativo. Está casada con un hombre comprometido y bueno que la ama. Pero incluso para ella la respuesta fue: "¡No estoy segura de querer que él mire mi alma!"

Muchos leerían el comentario de mi amiga y su pensamiento iría al arquetipo: los hombres quieren más sexo y las mujeres se resisten. Mi mente dice: "Ella no debe sentirse completamente segura."

Y si incluso en relaciones comprometidas las mujeres nos sentimos "cazadas" y nos gustan los objetos de deseo con la búsqueda interminable del orgasmo como objetivo, esto define y limita la relación sexual.

¿Cuántos matrimonios crees que han terminado en parte porque un hombre no se dio cuenta de que su trabajo en la relación era hacer que la mujer se sintiera segura y amada (y no lo hizo)?

Todo esto tiene sus raíces en miles de años de comportamiento sexual humano, y la conciencia y el comportamiento de todos tus ancestros entran en juego con la *carga* de tu ADN. Así que no hay necesidad de sentirse culpable al respecto, si es una revelación para ti que la mayoría de la sexualidad es limitada y limitante por definición.

Sin embargo, ¡una experiencia trascendente, completamente diferente de tu experiencia personal, hasta ahora es posible! Vamos a explorar el arte del tantra, porque creo que incorpora ese potencial de "usar" el sexo para una causa diferente y superior, es decir, explorar las altas vibraciones sexuales para la conciencia, la curación y una conexión más fuerte.

Esto es muy diferente de "usar" a tu pareja para el sexo y el amor para lograr un objetivo egoísta.

Retrocedamos un poco y hablemos sobre la energía del tacto. Mi amigo Dallas Hartwig, coautor de *The Whole 30*, dice de la era moderna empapada en comunicación electrónica: "Todos estamos sexualmente obsesionados y sin contacto".

El tacto es poderosamente curativo, como lo ha demostrado la ciencia, incluso para los bebés recién nacidos. Los bebés que se tocan más tienen resultados de vida mucho más positivos que los bebés cuyas necesidades básicas se satisfacen, pero que no se tocan con frecuencia, como es el caso en algunos orfanatos así como en determinadas familias. Se ha demostrado que, especialmente para los recién nacidos, el contacto piel con piel ayuda a calmarlos, lloran menos y duermen mejor. También facilita el desarrollo de su cerebro, y tienen un menor riesgo de padecer problemas emocionales, conductuales y sociales a medida que crecen.

Las experiencias sexuales transaccionales con frecuencias caóticas son comunes, y pueden ser discordantes para todo el organismo mucho más allá del evento mismo. Las frecuencias perturbadas y desconectadas chocan cuando uno o ambos miembros de la pareja se encuentran bajo la influencia de una sustancia, cuando no se conocen antes del encuentro, cuando una parte recibe un pago por la transacción o no es consensuado, o cuando no hay amor o confianza en la interacción.

Hay una cantidad significativa de contacto en la mayoría de las interacciones sexuales entre personas que se aman, y hay mucho menos contacto en relaciones sexuales entre extraños o bajo la influencia de una sustancia.

La mitad de nosotros somos solteros, incluso en la mitad de la vida, una edad en la que las personas tenían más probabilidades de estar casadas hace un siglo, y las redes sociales han reemplazado gran parte de lo que solía ser nuestra vida social.

La pornografía es omnipresente y representa un gran porcentaje del comercio en internet. Un estudio de 2008 mostró que 93% de los niños y 62% de las niñas estuvieron significativamente expuestos a la pornografía antes de los 18 años. En 2010, una extensa investigación descubrió que del millón de sitios web más populares en el mundo, 4% (42 000+) estaba relacionado con el sexo, y aproximadamente 13% de las búsquedas web era de contenido erótico. También descubrió que los cinco sitios pornográficos más populares reciben entre siete y 16 millones de visitantes (individuales, sin repetición) al mes, y el sitio más popular recibe 32 millones de visitantes al mes, lo que constituye casi 2.5% de todos los usuarios de internet.

Independientemente de si sientes que la pornografía tiene un propósito viable y saludable o si crees que ha causado la degeneración de Sodoma y Gomorra en la actualidad, que son dos extremos del espectro sobre cómo puedes verlo, hay una epidemia de disfunción sexual, dado que algunos hombres han estado expuestos a miles de horas de pornografía que afectan su capacidad para, si puedo ser gráfica, obtener una erección, mantenerla o completar un orgasmo.

Volver a conectar la práctica sexual a la energía hermosa, poderosa y positiva que creo que estaba destinada a ser es el propósito de esta sección.

Como expracticante de terapia sexual, me encantaba la antigua práctica de la sexualidad tántrica traída a la actualidad. No tienes que sumergirte en el misticismo oriental para encontrarlo atractivo, si estás buscando una experiencia muy lenta y sensual que no omita la parte más deliciosa del acto sexual.

Siento que es el antídoto perfecto para un mundo opulento que anhela la conexión. Es un "viaje" en lugar de un "destino".

A menudo les pregunto a los clientes: "¿Qué es lo único que es mejor que el sexo?"

Normalmente me miran estupefactos. Los hombres no pueden pensar en nada, y las mujeres a menudo se aventuran: "¿Chocolate?"

Nop. Yo les doy la respuesta:

"La tensión sexual a menudo es incluso mejor que el sexo."

Si no fuera así, no habría juegos previos y ninguna de las bromas interminables entre las mujeres acerca de la carrera de su pareja hacia la línea de meta en el dormitorio.

En este mundo saturado de pornografía tenemos algunas realidades falsas y perturbadoras que se presentan en literalmente millones de horas de prostitución filmada disponibles para prácticamente cualquier persona con una tarjeta de crédito. Y gran parte de esto, de hecho, está disponible de forma gratuita, donde nuestros hijos lo encuentran.

Los cineastas instruyen a los actores para que mantengan sus manos fuera del encuadre, ya que toda la escena está filmada con el foco puesto en la penetración. Así que los juegos previos, y cualquier cosa en la sexualidad que requiera el sentido del tacto o el uso de las manos, es en su mayoría un tabú.

El placer y el orgasmo están en todos los lugares equivocados en las representaciones pornográficas del sexo, y un adolescente o un hombre adulto estaría muy confundido al entrar en su primera experiencia sexual real si hubiera recibido su educación de la industria del porno.

Después de todo, en las películas porno una mujer que da sexo oral a menudo tiene un orgasmo mientras lo hace. (Lo cual no tiene sentido, biológicamente.)

Muy poca de la "historia" sobre un acto sexual se muestra alguna vez. (A menos que la pornografía sea filmada para una audiencia femenina, en cuyo caso es de bajo presupuesto y cursi, la narración que sigue no es ni creíble ni interesante, y el acto sexual sustituye al juego lento y prolongado de la vida real de una mujer para conocer a un hombre.)

El hecho es que en la vida real siempre hay una narración que conduce a cualquier experiencia íntima memorable. Te imaginas la situación antes de que suceda y, de hecho, es probable que te detengas en esos detalles anticipados durante mucho más tiempo de lo que el evento real termina tomando.

Planeas lo que te pondrás. Imaginas el desarrollo de una conversación y una larga orquestación del encuentro sexual. El coqueteo tiene lugar, a menudo durante días o semanas, antes del evento en sí. La imaginación se vuelve loca y hace que el evento sea aún más emocionante.

Por supuesto, lo que realmente sucede a menudo es muy diferente de lo que imaginaste; después de todo, las narraciones y los motivos de dos personas pueden ser distintos. (Que es sólo una de las razones por las que sugiero que seamos muy cuidadosos con nuestras energías sexuales y reconozcamos su poder, incluido el poder de ser heridos de gravedad, tanto hombres como mujeres.) Pero eso es lo que lo emociona. Eres sólo la mitad de la narración.

Para estar abierto a una energía sexual más significativa, vas a tener que dejar ir la idea de que el sexo es una emergencia.

Mencioné anteriormente que una amiga mía leyó este capítulo y dijo: "No estoy segura de que las personas casadas puedan lograrlo, ¡y no estoy segura de querer que nadie mire mi alma!" Preguntó si ella era una anomalía, y por supuesto que no. Le comenté a mi agente sobre otro libro que quería escribir acerca de la conexión entre la dieta y el buen sexo, y no quiso venderlo.

Mientras hablaba con otros autores de bienestar, preguntando su opinión sobre la propuesta de mi libro, me dijeron lo que ya sabía de mi experiencia profesional previa. Mi amiga Tami Meraglia, una doctora que trabaja con mujeres de mediana edad, dijo: "Las mujeres no van a comprar un libro sobre sexo, porque su libido es muy baja y sus parejas no están felices con eso, aunque ellas están bien con eso. ¡No molesta a las *mujeres*!"

Si alguno de esos escenarios te describe, tenemos algo de trabajo que hacer aquí, en general, con tu energía. (Es decir, si te relacionas con mi amiga casada diciendo que estás demasiado agotada para mirar el alma, o si tu pareja no está contenta con tu libido, pero no te importa demasiado.)

Así que me encantaría que eligieras entre las ideas de este libro para aumentar tu energía general y aterrizar tus frecuencias, incluido el détox de 7 días. ¡Esto se presentará en tu vida sexual de una manera positiva y poderosa! Y eso, por supuesto, crea una relación muy conectada y amorosa.

Los horarios nocturnos no son propicios para una buena conexión sexual para muchas personas. Podemos tener todo mal, aquí en el mundo occidental, con esta regla cultural no escrita de que el sexo ocurre a la hora de acostarse. Esto depende de tus biorritmos, pero piénsalo: a altas horas de la noche la producción de melatonina aumenta y el cuerpo se prepara para dormir, y de repente decidimos que es un buen momento para hacer la actividad energética más poderosa que existe, salvo por los *sprints*. El gimnasio está vacío a las 11 p.m., ¡porque nadie quiere hacer *sprints* a esa hora!

En algunas culturas del mundo la gente se va a casa a almorzar y hacer el amor, porque intuitivamente se da cuenta de esto. (¡Ésas son las mismas culturas cuyas personas no tienen una gran cena y viven más que nosotros!)

A veces una desconexión sexual en un matrimonio puede estar relacionada con diferentes biorritmos, que por supuesto son sólo un tipo de vibración. Un compañero podría ser una "persona de la mañana" que salta de la cama, listo para una carrera de cinco kilómetros, y está casado con una persona que pulsa el botón de *snooze* tres veces y necesita café antes de poder entablar una conversación.

El curso más detallado sobre *Diseña tu vida de alta vibración* [*Desing Your High-Vibration Life*] que puedes aprender en la página de recursos tiene un módulo sobre sexo tántrico que está más allá del alcance de este libro. Puede parecerse un poco al erotismo, pero en realidad tiene muy poco sexo literal. Se trata más de estructurar y explorar la lentitud de la acumulación erótica de la tensión sexual. Algunos dirían que éste no es el mejor tipo de sexo, de todos modos, pero al igual que con todo lo demás en nuestra cultura de torbellinos, hemos perdido el arte de la quietud, el placer de la tierra, el delicioso misterio de la exploración.

Todos queremos más conexión. Cuando un ser humano ve porno por primera vez, nunca se da cuenta de que puede dañar su capacidad de crear una relación sexual amorosa y significativa.

Este proceso de sintonización de frecuencias sexuales es simple, es tan amoroso como erótico, y está diseñado para crear más electricidad en tu vida íntima y más bienestar en tu vida en general.

## Prácticas de arraigo del Lejano Oriente

### Yoga

Es posible que hayas escuchado este dicho común entre los yoguis: "Hacer yoga tres veces por semana cambiará tu cuerpo. Hacer yoga diario cambiará tu vida."

Muchos estudios muestran que el yoga es una práctica altamente efectiva para conectar tu mente con tu respiración y volverte más arraigada, lo cual tiene mucho que ver con vivir una vida más centrada, pacífica y útil desde el lóbulo frontal de tu cerebro, en lugar de operar desde tu cerebro emocional, disperso, límbico.

Además, la condición de tu columna vertebral es clave en la rapidez con que envejeces. Demasiados de nosotros somos sedentarios, y muchos de nosotros nos sentamos frente a una computadora todo el día. Asisto a la clase de yoga algunas veces a la semana, pero si no puedo ir por trabajo o por el tenis, también hago prácticas de yoga mientras estoy en una reunión telefónica o entre juegos durante prácticas de tenis o en salas de espera del aeropuerto, en lugar de estar sentada en una silla con mi columna vertebral comprimiéndose lentamente.

Ha cambiado mi salud de manera significativa, porque tuve dolores de espalda y cuello durante décadas después de un accidente automovilístico cuando tenía cinco años.

En mis veintes solía despertar a veces con tanto dolor en el cuello que no podía ir a trabajar.

Empecé a hacer yoga regularmente hace casi 10 años, y nunca he vuelto a tener dolor en el cuello ni en la espalda.

En la página de recursos he compartido tres videos, incluido un flujo de yoga de 10 minutos, para sacarles a esos 10 minutos el mayor provecho de aumento de vibración. Todo lo que tienes que hacer es seguir cualquiera de los tres videos, mientras realizas 30 respiraciones profundas, disfrutas de la luz del sol para cargar la batería y haces tierra para descargar el exceso de energía negativa con los pies en el pasto o en la tierra. (Disfruta este ritual diario con alguien que amas, o con una mascota, ¡y obtén una sexta práctica de aumento de frecuencia de bonificación!)

Sé que es una gran "petición" sugerirte que agregues un hábito de 10 minutos a tu día. Entonces te recomiendo que lo conectes a otra actividad. Si haces ejercicio, agrega estos 10 minutos al comienzo del mismo. Si tienes un ritual de desayuno o un ritual antes de acostarte, quizás esto se incorpore ahí. Lo explicaré en la siguiente sección a detalle. Pero mientras tanto quiero compartir contigo (si todavía no estás haciendo yoga como práctica habitual) por qué tiene el poder de cambiar no sólo tu salud sino, incluso más que eso, tu paz y felicidad.

No es sólo el estiramiento lo que te hace flexible y más joven, porque tu columna vertebral se calcifica lentamente y es lo primero que te envejece. Esto sin duda es un resultado importante del yoga regular, pero el yoga es mitad estiramiento y mitad estabilidad. No pensamos demasiado en la estabilidad física hasta que la perdemos. (Para muchas personas de edad avanzada, la pérdida de estabilidad combinada con la fractura fácil de huesos por osteoporosis u osteopenia crea una tormenta perfecta para las caídas y causa lesiones graves, que es el comienzo del final para muchas personas mayores de 80 años.)

La estabilidad física mejora dramáticamente para aquellos que practican yoga, pero hay una poderosa conexión mente-cuerpo de la que los yoguis suelen hablar: la "estabilidad" es más que sólo física. Aunque a menudo no pensamos en la estabilidad física en nuestros años más jóvenes porque la damos por sentada, vemos la falta de estabilidad a nuestro alrededor como una forma metafórica de describir nuestra pérdida de control, emociones volátiles, o el suelo moviéndose debajo de nosotros.

El yoga me ayudó a sentirme tranquila con respecto a "lo que es", al igual que mi estabilidad física ha mejorado al pasar tanto tiempo en las posiciones de bailarina llamadas perro y triángulo.

Otros beneficios del yoga incluyen estar más centrado, ser más consciente y desarrollar buenos hábitos de respiración. Un buen profesor de yoga te ayudará a concentrarte en tu respiración, sincronizándola con el movimiento (inhala al bajar, exhala con el esfuerzo). Esto requiere que profundices y te enfoques, y encontrarás que esta atención plena migra profundamente al resto de tu vida.

Además, los profesores de yoga están entrenados en formas de pensar orientales, y he escuchado muchos aforismos durante la práctica de yoga que realmente me hacen pensar de manera profunda (durante el yoga es el momento perfecto para eso). Estos dichos son aplicables a vivir una vida centrada y han aumentado mi CVi a lo largo de los años.

Si no te gusta el yoga la primera vez que lo pruebas, confía en el proceso y dale 10 oportunidades antes de juzgarlo. Mientras pasaba por un divorcio después de 20 años de matrimonio, el yoga me salvó. Las personas dicen que sus amigos, su fe o alguna otra gracia salvadora las ayudaron a superar su divorcio; para mí, ¡fue el yoga y la buena nutrición! A muchos no les gusta el yoga al principio y les resulta incómodo. Eso cambiará, lo prometo, si lo haces al menos tres veces a la semana durante 30 minutos. Cuanto más incómodo lo encuentres al comenzar, ¡más lo necesitarás!

Y si no puedes dedicar una hora entera a una clase de yoga, no te preocupes: puedes hacer flujos cortos de yoga que encuentres en YouTube o utilizando varias aplicaciones. Después de algunos años de práctica conoces las poses, equilibrios y flujos, y puedes escuchar lo que tu cuerpo quiere y dárselo tú mismo.

Desarrollar el equilibrio, por ejemplo, para poder pararse sobre el pie derecho con la mano izquierda sosteniendo el pie izquierdo hacia atrás y el cuerpo dirigido con el brazo derecho hacia delante, es extremadamente útil a medida que envejeces. Las personas mayores a menudo pierden su equilibrio y caen. Los huesos rotos, especialmente las fracturas de cadera, pueden provocar hospitalizaciones, neumonía y otras consecuencias, y el yoga es bueno para los huesos, las articulaciones y el equilibrio.

Cuando tienes un fuerte equilibrio físico, curiosamente, eso te lleva a su corolario metafísico también: una mentalidad "equilibrada" en la que los eventos o desafíos negativos típicos en el transcurso de tu día no te vuelcan emocionalmente.

Si aún no has descubierto la magia del yoga, déjame darte una razón más para hacerlo: fundirá y centrará tus vibraciones para ayudarte con la calma, el enfoque y una sensación general de bienestar.

*Qigong y tai chi*
Otras prácticas orientales como el qigong (o chi-gong) y el tai chi tienen efectos similares al yoga.

El qigong se enfoca en el trabajo de la respiración al mismo tiempo que usa la meditación y los movimientos físicos suaves y lentos para ayudarte a imaginar la energía que fluye a través de tu cuerpo. Esto puede ayudar a calmar los nervios, reducir el estrés y reducir el ritmo cardiaco y la tasa de respiración. También mejora la fuerza y el movimiento.

El tai chi es similar al qigong en muchos sentidos. Ofrece la misma práctica de meditación y respiración, así como movimientos lentos y calmantes. Esto, por supuesto, da como resultado beneficios similares en los sistemas nervioso, cardiovascular y respiratorio. También puede mejorar la fuerza, el equilibrio y la flexibilidad, pero mientras que el qigong es más adecuado para las personas mayores debido a sus movimientos más suaves y menos intensos, el elemento aeróbico ligeramente más intenso del tai chi lo hace una mejor opción para los practicantes jóvenes y de mediana edad, así como para las personas mayores que tienen en general una salud más robusta.

Mi amigo Joe, un maestro de tai chi, hizo un video de empoderamiento de 20 minutos para que comiences a usar estas técnicas. ¡No olvides que cuando los hagas, siempre que sea posible, deberías salir al pasto descalzo, bajo el sol y hacer respiraciones profundas! El video está en tu página de recursos.

**Meditaciones**

*Meditación de yoga cinco en uno de 10 minutos para elevar el CVi*
En el caso de la vibración, a veces es necesario reducir la velocidad para acelerar.

Lo prometo, los 10 minutos que estoy por describirte, si se practican a diario, pueden resultar en mucho más que el simple ejerci1cio.

Agregar esto a tu día es una ganancia neta para ti, ¡no una pérdida de 10 minutos! En realidad, es cierto que a veces puedes dedicar tiempo a ganar tiempo, como sucede con muchas de las cosas que aprendes aquí. Una forma de pensar en eso es imaginar el tiempo que gastas haciendo cualquiera de estas cosas como una inversión. El dinero debajo de tu colchón pierde valor; el dinero invertido gana intereses. Lo mismo pasa con el tiempo.

Piensa en estos hábitos como una inversión en ti mismo. El tiempo avanza, pero si trabajas sin descanso y "limpias" tus energías, serás mucho más feliz y harás más cosas con el tiempo disponible.

Y lo que estoy por decirte también te lo mostraré si sigues el enlace en tu página de recursos a un video que hice para ti. Puedes mirar y escuchar mientras lo haces, hasta que lo memorices.

Estás haciendo varias cosas a la vez para hacer cinco cosas diferentes que elevan tu vibración al mismo tiempo, todo en sólo 10 minutos. Obviamente, hay muchas cosas que hacer a la vez y, de hecho, hay una sexta, e incluso una séptima, práctica de ritmo elevado que puedes agregar cuando tienes ésta dominada. Lo explicaré en un minuto.

Y no te preocupes si no puedes hacer las cinco al mismo tiempo al principio. Ya lo entenderás. Haz algunas, las que sea que más te interesen, y agrega más a medida que te sientas cómodo con esto. Es más fácil de lo que parece, porque dos de ellas —pararse en el pasto o en la tierra para arraigarte y absorber vitamina D del sol en tu piel— no requieren ningún esfuerzo.

Vas a hacer yoga con una meditación que puedes decir junto conmigo en el video o mientras haces 30 respiraciones profundas, tomas un poco de sol y conectas a tierra tu sistema eléctrico.

Si es posible, querrás hacer el ejercicio afuera, aunque hacerlo adentro es absolutamente mejor que no hacerlo en absoluto.

Encuentra un lugar con pasto, y preferiblemente sal entre las 8 y las 10 a.m., pero en cualquier momento que haya luz solar funcionará, porque uno de tus objetivos es la exposición al sol y absorber un poco de vitamina D, que mantiene tus huesos fuertes, previene el cáncer y aumenta tus endorfinas.

Vas a hacer algunos flujos de yoga mientras dices una meditación. Me gusta decir las palabras en voz alta, porque es menos probable que me desvíe a otros pensamientos de esa manera. Pero decir las palabras en tu mente tiene el mismo efecto energético.

Al desarrollar esta meditación he sido influenciada por los grandes Budas y los principios enseñados por los budistas modernos, así como por el trabajo de muchos otros maestros que me ayudaron a sanar mi pasado traumático y a arraigarme y elevar mi propia vibración.

Otra característica de este ejercicio es que, en la medida de lo posible, especialmente después de practicar esto algunas veces, puedes cerrar los ojos. Esto es maravillosamente reconfortante, pasar unos minutos cada día con los ojos cerrados. De hecho, un estudio demostró que simplemente cerrar los ojos durante 10 minutos al día tiene beneficios reconstituyentes y reparadores ¡similares a tomar una siesta!

También harás respiraciones largas, lentas y profundas —30 son suficientes—, y tómate tu tiempo con ellas. Tan pronto como una respiración se siente como si hubieras llegado a la parte superior de tus pulmones, haz una pausa por un momento y luego inhala un poco más de aire. Haz lo mismo al final de una exhalación: cuando creas que todo el aire se ha ido, detente y, un segundo después, expulsa un poco más de aire viciado.

Es en esos últimos momentos en los que realmente aspiras las cosas sucias del sistema respiratorio y traes la limpieza del aire fresco y el oxígeno.

La meditación está diseñada para ayudar en tu deseo de crear una experiencia mejorada en tu vida, algo más maravilloso de lo que alguna vez hayas logrado. ¡Y después de estos 10 minutos deberías regresar al trabajo con un estado alterado, vibrando al menos 10 Hz más arriba!

Con el tiempo, meditar literalmente cambia la química de tu cerebro y lo hace más creativo, más enfocado a resolver problemas, más equilibrado emocionalmente y más consistente en términos eléctricos, incluso bajo estrés. La clave es la práctica diaria.

He escrito una meditación dedicada a que te des cuenta y logres tu mejor y más elevado propósito. Querrás ver el flujo de yoga que te he dado, con la música y la meditación en segundo plano. Descarga el PDF de una página de esta meditación desde tu página de recursos. Puedes leerlo o consultarlo hasta que te lo hayas aprendido, o incluso simplemente guardar el video y reproducirlo todos los días.

Coloca el dispositivo a un metro de distancia, con el sonido lo suficientemente alto para escuchar, de modo que las frecuencias electromagnéticas negativas no te afecten.

Di la meditación mientras haces estiramientos de yoga y, si estás afuera con los pies en el suelo —"conectando a tierra" y descargando electrones en el suelo—, recarga la batería a la luz del sol y toma oxígeno haciendo respiraciones profundas.

No importa si las palabras no son exactas. Simplemente estás creando vibraciones suaves y de alto nivel con tus palabras y frecuencias de pensamiento mientras te enfocas en pensamientos saludables y en las poderosas emociones de amor y gratitud en la meditación.

Practica todos los días para mantener el enfoque, lo que tranquiliza al "mono parlanchín" en tu cerebro que fragmenta tu frecuencia.

Después puedes agregar dos prácticas de bonificación a estas cinco. Primero, invito a mis mascotas a mis ejercicios de yoga/meditación/respiración profunda al aire libre. Están invitadas porque me ayudan a salir del sistema nervioso simpático hacia las vibraciones tranquilizadoras del sistema parasimpático, porque las amo y ¡porque también me ayudan a mantener mi presión arterial baja!

Te recomiendo que reproduzcas uno de los CD de alta vibración de *Wholetones* o grabaciones digitales que puedes descargar en tu dispositivo. Te he vinculado a estas siete hermosas piezas, escritas a 528 Hz y otras frecuencias por el compositor Michael Tyrrell, en la página de recursos, y te animo a que escuches las muestras. Veremos qué es la "música de alta vibración" unas páginas más adelante. La música es una adición mágica a tu práctica de yoga meditativa de 10 minutos.

Si tu mascota o alguien a quien amas te acompaña y añades un poco de música de alta vibración, ¡en realidad tienes siete grandes cosas para ti en esta breve práctica!

### Sauna de infrarrojos y détox físico

Vale la pena ahorrar para una sauna de infrarrojos de penetración profunda en una esquina de una habitación, o incluso un garaje o patio; cuesta menos de lo que imaginas y puede ser muy útil para perder peso, mejorar la circulación y la salud cardiovascular y limpiar las células de toxinas que han acumulado.

Limpiar tus células les permite más sensibilidad y más capacidad para aumentar la velocidad de oscilación.

Y a diferencia de las salas de vapor anticuadas o saunas de calor que trabajan sólo en la superficie de la piel, el infrarrojo tiene frecuencias de curación que penetran profundamente, de dos a cinco centímetros, que es desintoxicante a nivel de órgano hasta cierto punto y es muy útil para los sistemas respiratorio y cardiovascular. De hecho, es un ejercicio de cardio pasivo, ya que tu frecuencia cardiaca aumentará al final de tu sesión de 20 o 30 minutos.

También hago mis meditaciones y ejercicios de respiración allí, y llevo un libro, música o un podcast para edificarme y ayudar a justificar el tiempo que paso en este "santuario casero" que vale cada centavo que pagué por él. Si no tienes el tuyo, puedes pagar una sesión en un spa en este útil dispositivo (alrededor de 500 pesos por hora) que puede brindarte una experiencia acelerada de détox cada vez que lo creas necesario.

### Las frecuencias de la música

Toda forma tiene sus raíces en la vibración, y el sonido es frecuencia. Entonces, no debería sorprender que haya pocas cosas que cambien tu energía más rápido que la música, para bien o para mal. En cuestión de segundos puedes pasar de un estado de baja energía a uno mayor simplemente eligiendo un estilo de música, un artista o una canción que tenga asociaciones positivas para ti.

Para la mayoría de las personas la música de arraigo probablemente sea más apropiada para hacer un trabajo de conexión a tierra que requiere reflexión e intelecto, a diferencia de la energía física de una carrera de 10 kilómetros. Los tipos de música son tan variados como las personas, pero la música clásica, new age, jazz y muchas otras son sedantes para el sistema nervioso y permiten que la mayoría de la gente se "meta en la zona" para hacer su mejor trabajo en vibraciones armónicas. Voy a presentar algunos ejemplos en esta sección sobre cómo nuestras asociaciones con la música afectan nuestra vibración, por lo que la forma en que reaccionamos a ciertos tipos de música es individual.

Un gran debate, y una historia muy interesante, gira alrededor de la frecuencia con la que se sintoniza un instrumento de cuerdas. Desde hace muchos años la frecuencia de 440 Hz, o la nota A cuando una cuerda está vibrando a esa frecuencia, ha sido el estándar de ajuste. Si la frecuencia de resonancia de la guitarra en sí es de 440 Hz, cuando se toca la cuerda A toda la guitarra resonará.

Recuerda la canción de los Beach Boys "Good Vibrations", en la que Brian Wilson canta: "I'm pickin' up good vibrations… she's giving me excitations?" ¡Si alguien está recibiendo buenas vibraciones es porque las estás enviando!

Una frecuencia pura se conoce como señal, mientras que las frecuencias caóticas o fracturadas, en el ámbito del sonido detectable, se denominan ruido. (Es posible que hayas quedado atrapado en un elevador o en espera en el teléfono con un bucle musical que no está muy ajustado; ¿no es sorprendente cómo escuchar ese "ruido" puede ser casi insoportable y destruir la "señal clara" de las notas musicales?)

Hay frecuencias que son tan mágicas y perfectas que Michael Tyrrell (de quien les contaré más en un minuto) escribió música para las frecuencias de sanación, la frecuencia de nuestro planeta viviente en toda su perfección.

En particular, la frecuencia de 528 Hz de su tercera pieza es más estudiada y adorada por artistas y científicos que cualquier otra frecuencia. Esta oscilación es conocida por sus usos médicos con láser en la reparación del ADN humano. Es la frecuencia de la tierra y de las cosas verdes vivientes, y del tono Mi en el solfeo fijo de siete notas.

También hay frecuencias tan disonantes, tan caóticas para el cerebro humano, que el doctor Leonard Horowitz dice que si la frecuencia de 440 Hz se disparara desde las sirenas habría "histeria colectiva en las calles". Y Joseph Goebbels —la mano derecha de Adolfo Hitler y el ministro de propaganda nazi que se suicidó, y mató a su esposa y sus seis hijos cuando Hitler se suicidó— lideró el esfuerzo de institucionalizar internacionalmente 440 Hz = A. (Ya lo había convertido en el tono alemán oficial, después de siglos de que 256 Hz = C fuera el estándar de ajuste oficial.)

La frecuencia musical que es el tono amarillo verdoso que se muestra en el reino vegetal, C = 528 Hz, calma la angustia emocional y posiblemente incluso cura el ADN humano. (Si esto parece difícil de creer, considera que las tecnologías de láser médico no son más que energía concentrada y han hecho que muchas cirugías sean mínimamente invasivas, y existen cientos de aplicaciones para estimular la curación usando láser.)

La música es completamente poderosa. Michael Tyrrell escribió la serie de siete obras maestras 22:22 que mencioné antes, llamada *Wholetones*, un complemento increíble para tu vida de alta vibración porque literalmente las escribió alrededor de los armónicos en las frecuencias más curativas, no en la música de 440 Hz a la que todos estamos acostumbrados. Él llama a una revolución musical para avanzar en la salud y la paz, comenzando con los músicos que vuelvan a afinar sus instrumentos para ese fin.

(Tyrrell también explica que utilizó la mayor cantidad de música acústica posible en estas grabaciones milagrosas porque la música digital no tiene la pureza vibratoria de los viejos discos y grabaciones analógicas, y se ha convertido en el estándar moderno sólo por su capacidad de volumen y conveniencia en los datos de almacenamiento y transferencia.)

También escribió un libro sobre tonos curativos, llamado *The Sound of Healing*, sobre frecuencias y música, y lo he vinculado a las piezas musicales de *Wholetones* y al libro en tu página de recursos con un descuento que Michael Tyrrell ofrece.

**Las frecuencias de las palabras**
Las palabras son frecuencias, al igual que el sonido, la luz y las sustancias. Llevan una carga y tienen el poder de elevar espíritus, destruir la autoestima, unir un ejército o causar disturbios.

Algunas veces somos malinterpretados porque estamos alimentados por la ira o el cansancio, y podemos decir palabras que siempre resonarán en la cabeza de alguien que nos importa. Últimamente, una frase popular cuando vemos una impactante imagen en Facebook es: "¡No puedo dejar de ver eso!" Te propongo, con respecto al efecto de nuestras palabras hoy sobre el futuro, que este también es el caso muy a menudo:

"No puedes desdecir eso."

Has dicho cosas que desearías no haber dicho. ¡Yo también! A medida que nos comprometemos a vivir en altas frecuencias somos más mesurados con las miradas hacia los demás, la forma en que usamos nuestras palabras e incluso cosas que nadie sabrá nunca, por ejemplo si dejamos pasar a otro coche en el tráfico o donamos dinero a causas benéficas.

Ahora sabemos que el karma tiene una base científica: estamos emitiendo vibraciones que agitan las energías del universo, y podemos mejorarlas o empeorarlas, que sean agudas y cacofónicas o pacíficas y sanadoras.

Quien le enseñó a su hijo: "Los palos y las piedras pueden romperme los huesos, pero las palabras nunca me pueden lastimar", es insensible, porque las palabras pueden ser tan terriblemente dañinas que cada uno de nosotros recuerda alguna oración en particular durante 30 o 50 años.

Como tenista profesional, recientemente tuve mi primera oportunidad de asistir al Abierto de Estados Unidos. Siempre estoy al tanto de los eventos profesionales de tenis de los jóvenes preadolescentes que salen de la banca para buscar una pelota a la velocidad del rayo y luego se quitan de en medio o para llevarle una toalla a los profesionales entre servicios. Deben ser muy rápidos en reaccionar y estar de cuclillas, potencialmente durante horas. Siempre me parecen muy serios acerca de este trabajo codiciado pero poco glamoroso.

De vez en cuando ves a un profesional hablarle mal a uno de los jóvenes voluntarios, pronunciando palabras duras porque no se movió lo suficientemente rápido o no le dio la toalla que quería. Aunque estoy segura de que jugar en la final del Abierto de Estados Unidos es una experiencia intensa, el niño, obviamente un fanático del tenis, recordará esas palabras de su ídolo durante el resto de su vida. Ya sean palabras de alabanza y gratitud o duras palabras de crítica, las recordará e interiorizará.

Nos cuesta tan poco ofrecer palabras de curación, aliento y amor a los demás. Y sin embargo son escasas en un mundo lleno de palabras peligrosas, críticas, enojadas y llenas de tensión, particularmente en el anonimato de internet.

Es fácil dejarnos llevar por las vibraciones del conflicto y la lucha. ¿Por qué? Porque es fácil desviarse sin pensar, navegar por la web o mirar televisión, donde las frecuencias son a menudo bajas y cacofónicas, pero cada momento afecta nuestro bienestar.

El compromiso de vivir una vida de alta vibración es igualmente un compromiso para elevar la vibración de los que nos rodean con nuestros actos de servicio y nuestro uso de las palabras.

Masaru Emoto, en su libro *Los mensajes ocultos en el agua*, demuestra el poder de las vibraciones de las palabras, capturando lo que le sucede a una gota de agua en el proceso de congelación bajo el microscopio a medida que se pronuncian las palabras. Palabras como *Dios*, *perdón*, *amor* y *paz* tienen el efecto de congelarse en hermosos cristales únicos para cada palabra.

Pero cuando Emoto mencionaba palabras cargadas negativamente como *maldad*, *tonto*, *me disgustas*, *Satanás*, *caos* y *muerte*, estructuras no cristalinas, desfiguradas y rotas aparecían bajo el microscopio mientras el agua se congelaba. ¡Las palabras llevan una carga!

Uno de los actos más simples que podemos realizar a medida que nos volvemos más conscientes de vivir una existencia de mayor vibración es tomar nota de las palabras que usamos y desplazarlas hacia palabras más suaves, más amorosas, más pacíficas y más auténticamente amables. Decir aleatoriamente: "Te ves bien hoy" a las personas no es precisamente a lo que me refiero. La mayoría de nosotros somos buenos en estos gestos algo triviales, que no son precisamente significativos para nadie. Lo que es de verdad poderoso es algo genuino, específico y bien pensado que la persona en su campo de energía experimenta como: "Ella realmente me ve".

Por ejemplo, podrías decir algo tan específico como: "Me di cuenta de cómo tratas a los meseros y creo que eres tan hermoso por dentro como por fuera, porque haces cosas amables incluso cuando nadie está mirando". Si alguien te dijera esto, ¿lo recordarías?

No somos diferentes de cuando éramos niños: queremos saber que somos suficientes, que somos amados, que somos respetados, que hicimos algo bien. Cómo te hablas a ti mismo y cómo hablas de ti es un gran lugar para comenzar. El *amor propio* es un concepto popular, y puede parecer extraño cuando el mundo necesita menos narcisismo y más servicio y generosidad. Pero hasta que aprendamos a hablarnos amablemente y pensar con amabilidad hacia nosotros mismos, es poco probable que seamos particularmente útiles o convincentes con nuestras palabras hacia los demás.

Si eres padre, probablemente hayas considerado que tus hijos no son tus errores. Son mejores que eso, y vemos lo bueno en ellos, el potencial en ellos. A menos que seamos padres profundamente infelices inmersos en nuestros propios problemas negativos, es probable que no critiquemos ni abusemos de nuestros hijos por los errores que cometen. Pero ¿abusamos y nos regañamos a nosotros mismos? (De ser así, nuestros niños están mirando y aprendiendo cómo hablarse a sí mismos, amablemente y con indulgencia, o de manera crítica y con odio.)

Recuerda que mencioné anteriormente que Deepak Chopra dice que la gran mayoría de nuestro diálogo interno es negativo y crítico. Peor aún, 95% de las cosas negativas que nos decimos a nosotros mismos las hemos repetido una y otra vez, durante días, meses y décadas.

Ciertamente no quiero que mi vida sea como *Atrapado en el tiempo*. ¿Y tú? Diferente día, la misma terrible autocrítica de mi cuerpo, mis habilidades, mis errores.

Eso es tan aburrido como destructivo.

Espero que te comprometas a ser amable contigo. Sé consciente de la forma en que te hablas, y habla contigo como lo harías con un niño al que amas mucho.

Además, volvamos a la ley de atracción, que está tan impregnada de ciencia vibratoria. Si dices palabras como: "Mi auto es una mierda, siempre se descompone", fíjate cómo se descompone tu auto una y otra vez. Si dices: "Nunca gano nada", estadísticamente es mucho menos probable que ganes algo en la rifa de la compañía.

Si "No tengo tiempo para esto" se escapa de tus labios todos los días, es probable que descubras que siempre estás apurado, siempre retrasado e improductivo. Si dices: "No tengo buena suerte con los hombres", ¡no esperes que mejore tu vida amorosa!

Puedes suponer que las cosas a menudo están mal en tu vida porque tienes mala suerte. ¿Qué pasaría si las cosas continúan mal porque así lo esperas, verbalizas esa expectativa y transmites energías de cualquier forma que te traiga dificultades?

Las palabras son poderosas, y son fáciles. Son fáciles de usar sin pensar de manera perjudicial y son fáciles de usar para elevar e inspirar. Entonces, ¡menos de lo primero y más de lo último! Las palabras son un instrumento perfecto para comenzar con tus experimentos en la creación de tu propio CVi, ¡que tiene el efecto inevitable y emocionante de aumentar la frecuencia de los demás!

**Responsabilidad, compasión consciente y actos de bondad aleatorios**

Mi fuente favorita para aprovechar la chispa divina en todos nosotros, en nuestras relaciones y en nuestras profesiones, se encuentra en los trabajos de Terry Warner y el Instituto Arbinger que fundó.

Los tres trabajos que más recomiendo son de Warner y sus colegas: *Bonds that Make Us Free*, *The Anatomy of Peace* y *Leadership and Self-Deception*. El primer título está orientado a tus relaciones más íntimas, el último es para el lugar de trabajo, y el de en medio es un poco de ambos.

Cuando *Bonds that Make Us Free* todavía era sólo un manuscrito, fui a una clase con un psicólogo discípulo de Warner y leí varias veces la portada del libro, cambió mi vida como casi ningún otro libro. De hecho, estoy segura de que el libro que estás leyendo no existiría si no fuera por la influencia de Terry Warner y el Instituto Arbinger en mi trabajo y mi vida.

Me llevó a asumir la plena responsabilidad de mis elecciones, mis palabras, mis reacciones a los acontecimientos de la vida cotidiana. Estos libros requieren de manera inquebrantable que el lector deje de culpar a los demás y se mire en el espejo. Pienso y actúo de manera diferente como resultado del estudio de las grandes obras de Warner.

Leí a Nietzsche, los nihilistas y muchas suposiciones negativas sobre la naturaleza humana en mis estudios formales de filosofía, psicología humana y arte y ciencia de la psicoterapia. Pero en ninguna parte leí el trabajo asumiendo la intención divina y positiva de los seres humanos como lo hice en las obras del Instituto Arbinger.

Estoy de acuerdo con Warner en que en el centro de nuestro corazón somos compasivos y queremos servir; son las experiencias de vida y la programación negativa las que se interponen en nuestro camino. Sentimos la atracción literal y enérgica de "hacer lo correcto" todos los días entre nosotros, tanto seres queridos como extraños, y nos convertimos en nuestros seres más auténticos cuando prestamos atención al llamado en lugar de participar en actos que Warner llama, en los tres libros mencionados anteriormente, "autotraición".

Se pierde una gran cantidad de energía cuando encontramos a otros culpables o buscamos justificaciones por nuestros errores y por las formas en que maltratamos a los demás. Cuando asumimos rápidamente la responsabilidad, con independencia de las circunstancias complicadas, se agota la energía negativa de la situación y nuestras relaciones vuelven al equilibrio de manera rápida debido a la menor resistencia.

Realizar actos de servicio, especialmente los anónimos, es parte integrante de la adopción de las frecuencias de la compasión. La interpretación energética de la ley del karma es que al participar en el flujo poderoso de buenas obras aumenta la compasión y las vibraciones elevadas. Como dice Eclesiastés 11:1 en la Biblia: "Echa tu pan sobre las aguas, porque después de muchos días lo hallarás."

Después de uno de los eventos más devastadores de mi vida aprendí a soltar, y ha sido una de las formas más importantes en que he recuperado y alcanzado el CVi más alto de mi vida después de muchos desafíos. De hecho, a veces no puedo creer cuánto he cambiado y cuánto dejo ir ahora.

Incluso hace 15 o 20 años, como madre de varios niños pequeños tratando de controlar los resultados con un puño de hierro, no podría haber concebido en mi cerebro qué tanto sería capaz de "ir con la corriente" o flotar río abajo. De hecho, no habría parecido algo bueno en ese momento. Pero lo es, porque realmente no podemos controlar las acciones de los demás, sólo nuestras reacciones hacia ellos. Me he vuelto mucho más feliz y más saludable emocionalmente al soltar los juicios sobre las elecciones de los demás.

## Oración y fe

Las personas de fe son más felices. Ya sea que seas cristiano evangélico, hindú, judío, musulmán, católico, agnóstico o ateo, creer en algo más grande que tú, algo poderoso y bueno, te hace más saludable. (La "fe" no implica la creencia en una deidad específica; por supuesto, las personas de todo el mundo buscan emular a diferentes deidades que tienen atributos similares. De hecho, uno puede tener fe sin creer en un sistema de dioses.)

Esto está documentado en la literatura científica sobre la fe y el poder de la oración: somos más felices cuando creemos en algo más grande que nosotros mismos y cuando tenemos un propósito.

Y las personas "espirituales" no tienen que ser religiosas para disfrutar de los beneficios. He ido dos veces a un ashram hindú en Texas para estudiar y purificar mi mente y mi corazón con guías espirituales orientales (monjes y monjas jainistas), aunque no me considero miembro de su religión o comunidad. La idea era estudiar mi propia alma y su propósito, y cómo trato a los demás. Por ejemplo, me pregunté durante un ayuno de agua de 12 días: ¿estoy cometiendo actos de violencia en la forma en que me trato a mí o a cualquier otro ser vivo? ¿Mis acciones están alineadas con mis creencias?

Parte de por qué los religiosos y espirituales tienden a decir que son más felices es el sentido de comunidad, el propósito y el compartir un sistema de creencias común. Y aunque el lenguaje de la religión a veces puede cortar en ambos sentidos, en la mayoría de las religiones el castigo, el pecado y el juicio parecen servir principalmente como un contrapunto a los mayores sentimientos de amor, esperanza y creencia en algo mejor y más grande que nosotros mismos.

Y no son sólo las personas que son miembros de una religión organizada quienes experimentan esto. Incluso aquellos que creen en un poder superior o profesan ser espirituales pero no asisten a una iglesia, templo, sinagoga o mezquita rinden culto en la naturaleza o simplemente donde estén de manera interna a través de la meditación, oración u otra forma espiritual, o por medio de ritos y prácticas personales. Las personas de todas las creencias informan "sentir el Espíritu", independientemente de cómo definan con precisión ese Espíritu.

Lo que sea que creas, espero que estés abierto a lo incognoscible. Recuerda que la teoría cuántica y la investigación nos muestran que casi cualquier cosa puede suceder, y sucede. El estudio y las actividades intelectuales son fáciles para mí. Pero la intuición, la maravilla, el asombro y la aceptación de que muchas cosas son incognoscibles pueden dar como resultado una rendición que es pacífica y trascendente, y dejar ir y abrazar estas cualidades me ha hecho mucho más feliz.

Esta apertura y rendición tienen el poder de elevar tu CVi y ayudar a otros a estar también en un estado más elevado.

*Capítulo 4*

✶ ✶ ✶ ✶ ✶ ✶ ✶ ✶ ✶ ✶ ✶ ✶ ✶ ✶

# Prácticas que disminuyen la vibración

---

**COSAS QUE DISMINUYEN**

- Estrés/angustia: la clase que no estás resolviendo o no puedes resolver
- Alimentos muertos y desnaturalizados
- Personas y relaciones negativas o tóxicas
- Estar enojado, temeroso o deprimido
- Falsedad: inautenticidad, mentir, hacer trampa, falta de integridad
- Resistencia al cambio, las elecciones de otros o las consecuencias de las acciones
- Frecuencias electromagnéticas (FEM) en tu entorno

---

Muchas personas piensan que tener muchas cosas que hacer o tener un proyecto desafiante que les preocupa terminar a tiempo califica como "estrés" que es malo para ti. De hecho, éste es un tipo de estrés que en realidad puede ser muy bueno, según investigaciones. Como señala el doctor Richard Shelton, vicepresidente de investigación en el departamento de psiquiatría de la Universidad de Alabama-Birmingham, sólo cuando el estrés se vuelve crónico afecta negativamente nuestra salud y bienestar. Él comparte cinco formas en que una pequeña ansiedad a corto plazo puede beneficiar tanto a tu cuerpo como a tu cerebro:

1. Ayuda a aumentar la capacidad intelectual al estimular la producción de neurotrofinas y fortalecer las conexiones entre las neuronas y el cerebro.
2. Aumenta la inmunidad a corto plazo. El cuerpo responde al estrés preparándose para una posible infección o lesión, y lo hace mediante la producción de interleucinas adicionales, que ayudan a regular el sistema inmune.
3. Te hace más resistente a medida que aprendes a lidiar con situaciones estresantes, haciendo que las futuras situaciones sean más fáciles de manejar. Esto también te ayuda a desarrollar una sensación psicológica y física de control.
4. Te motiva a triunfar. Cosas como las fechas límite estimulan tu comportamiento para manejar la situación de manera más rápida, productiva y efectiva. Pero debes considerar tal situación como un desafío factible en lugar de un obstáculo imposible.
5. Puede beneficiar a un niño que está por nacer. Un poco de estrés durante el embarazo de una mujer puede ayudar a aumentar las habilidades motrices y de desarrollo de su hijo a la edad de dos años.

La gente necesita desafíos y razones para levantarse por la mañana. Las metas, los plazos, el trabajo muy difícil e incluso una cantidad significativa de presión pueden ejercitar partes de tu cerebro que literalmente te mantienen listo y joven.

Las personas con Alzheimer y formas de demencia tienen muchas más probabilidades que la población en general de haber pasado su tiempo libre viendo la televisión, hablando poco o haciendo otras actividades de baja vibración y poco retadoras. Hacer crucigramas o sudoku, leer libros sobre temas desafiantes, asistir a conferencias y cursos, pintar o jugar tenis o dedicarse a cualquier pasatiempo que use tu cerebro, continuar tu carrera mucho después de la edad de jubilación: todas éstas son formas excelentes de evitar el deterioro mental.

Pensamos en el trabajo como algo de lo que necesitamos unas vacaciones. Sin embargo, una de las formas más elevadas de autorrealización, en la búsqueda de tu CVI óptimo, es un trabajo significativo.

El tipo de estrés que te hace sentir enfermo es la "angustia", no los desafíos y plazos y una cantidad saludable de presión. A menudo las personas piensan que "más vacaciones" es la manera de evitar los efectos negativos del estrés sobre la salud. Si bien el exceso de trabajo es algo de lo que podemos necesitar descanso, la mayoría de las personas del mundo tiene pocas vacaciones o no tiene en absoluto, mientras que reportan niveles de felicidad mucho más altos que los estadounidenses, que vacacionan mucho.

El estrés negativo involucra situaciones crónicas que causan temor, miedo, ansiedad o depresión, aquellas que no estás resolviendo o que no puedes resolver.

Los ejemplos de estrés "malo" son un matrimonio o una relación tóxicos, o un empleo en el que te estás infravalorando, trabajando demasiado o incluso siendo explotado. "Angustia" puede incluir trabajar en una zona de guerra, estar socialmente aislado o descuidado, tener una carrera que no te gusta o de la que tienes poca aptitud, sufrir rechazo crónico en un entorno social del que no puedes escapar o estar en una atmósfera religiosa o cultural donde no te aprueban.

Espero sinceramente que hagas lo que sea necesario para resolver cualquier problema de estrés crónico en tu vida; puedes beber jugo verde y hacer yoga todo el día, pero si entras por la puerta todas las noches a un problema sin solución que te hace un nudo en el estómago, habrá un límite en lo que puedes lograr en tu nivel superior.

Obtener espacio y libertad de dos relaciones diferentes en mis primeros 50 años fue absolutamente fundamental para poder escribir 15 libros, comenzar un negocio multimillonario y lograr muchos otros objetivos como madre soltera con custodia completa en los últimos nueve años.

Pagué caro la libertad de estas dos personas, pero establecer límites y alejarme de dos situaciones diferentes que me parecían insolubles después de muchos años de esfuerzo es algo que indiscutiblemente debe abordarse en cualquier discusión sobre la optimización de mi CVi a la que estoy comprometida ahora.

## Alimentos muertos y desnaturalizados

Los alimentos vivos, como el licuado verde o el jugo verde que te estoy animando a que comiences a hacer y beber todos los días, están repletos de enzimas. Las enzimas son un catalizador en todos los procesos metabólicos de tu cuerpo, y probablemente recuerdes de las clases de ciencia de la escuela que son "utilizadas" en el proceso. Las enzimas digestivas son producidas principalmente por el páncreas pero también por el hígado, y tu cuerpo tiene una capacidad finita para producirlas.

Desafortunadamente, debido a que lo que la mayoría de las personas come en esta era de alimentos procesados y envasados está muerto y despojado de su nutrición, estamos recurriendo en gran medida a esas fábricas de enzimas limitadas en el cuerpo. Entonces, cuando comemos todos los alimentos cocinados, estamos cargando fuertemente al cuerpo y el resultado es el agotamiento de los órganos.

Vivimos un experimento social nunca antes probado, en el que gran parte o la totalidad de la dieta de la mayoría de los estadounidenses es cocinada, y gran parte procesada, por lo que faltan las partes más nutritivas o con alto contenido de fibra, como el salvado (fibra) y el germen (vitaminas) en el grano, cuando comes productos horneados de harina blanca. Al igual que las vitaminas y minerales y las enzimas destruidas en las frutas o jugos enlatados en comparación con la comida entera.

Masticar un pedazo de caña de azúcar de vez en cuando no sería tan terrible, pero despojarlo de toda su fibra y concentrar los azúcares es literalmente alimentar los químicos del cuerpo que causan reacciones descontroladas.

Comer muchos más alimentos vivos, así como vegetales crudos, es absolutamente clave para elevar tu vibración. No hay sustituto. No hay píldora, no importa cuán "natural", que pueda reemplazar la magia sinérgica de alimentos de plantas de colores brillantes en su paquete completo y auténtico.

Además del metabolismo emocional del que hablamos, ésta es la otra cosa "más importante" que hacer en la búsqueda en la que estamos trabajando juntos en este libro. Elimina los alimentos verdaderamente de bajo valor, como los productos hechos con harina blanca, carnes procesadas como salchichas y tocino, refrescos de cualquier tipo, azúcares concentrados y, especialmente, azúcares refinados; lo peor de todo es el jarabe de maíz.

Peor aún son los "alimentos" que no son realmente alimentos: los edulcorantes químicos como el aspartame, el Splenda y la sacarina, así como la neurotoxina GMS, ubicua en el suministro de alimentos y que se esconde en muchos ingredientes y productos.

Estoy tan convencida de eso que creé una tarjeta tamaño cartera que puedes imprimir para que nunca vuelvas a comprar un ingrediente neurotóxico. Estos ingredientes causan migrañas y vértigo, y dañan el cerebro y las vainas de mielina con el tiempo, lo que puede conducir a un alto riesgo de esclerosis múltiple, esclerosis lateral amiotrófica (ELA), demencia, Parkinson y otras enfermedades neurológicas degenerativas.

También creé una tarjeta tamaño cartera de organismo genéticamente modificado (OGM) que enumera los alimentos e ingredientes de este tipo para evitarlos también. Imprímelos y ponlos en tu cartera. A medida que todos nos eduquemos sobre los alimentos transgénicos y dejemos de comprarlos, serán expulsados de nuestro sistema alimentario. Puedes obtener ambas tarjetas en tu página de recursos.

Ésos son los peores ingredientes y alimentos que destruyen las vibraciones. Pero eliminar cualquier cosa de un restaurante de comida rápida y 95% de lo que se vende en latas y cajas también es una gran idea, si estás dispuesto a hacer todo por tu salud. Si es barato o de un restaurante de comida rápida, es muy probable que contenga alimentos procesados genéticamente, así como aditivos químicos peores que son dañinos para tu vibración.

Si alguno de esos alimentos tiene un aspecto importante en tu dieta habitual, seguramente están reduciendo tu CVi.

Entonces, ¿qué deberías comer para lograr altas vibraciones?

Un montón de ensaladas grandes y verdes llenas de verduras coloridas, con algunos frijoles o garbanzos o lentejas en la parte superior. O si prefieres tomar tus vegetales, un gran licuado verde o jugo de verduras y vegetales de raíz es lo mejor que puedes hacer para mejorar tu vibración hoy, mañana y todos los días. Esto maximiza tu nutrición más fácilmente. Y si ordenas jugo verde en una tienda de jugos local, pídelo fresco y no incluyas frutas, sólo verduras y vegetales. (Lo juro, si te das la oportunidad, te encantará el sabor. Un poco de jugo de limón y jengibre lo hacen delicioso.)

Una pieza de cualquier fruta que te guste o un puñado de nueces para un bocadillo es otro hábito fácil y de gran vibración.

Por lo tanto, disminuye el consumo de carne animal y productos lácteos, y asegúrate de que lo que comas sea silvestre, orgánico o de campo abierto (es decir, limpio o más limpio que las carnes procesadas y convencionalmente criadas).

Si llevas a cabo el détox de 7 días al final del libro, verás una limpieza poderosa, con todo lo bueno y nada de lo malo. Este emocionante experimento puede comprometerte de por vida a buscar muchas más cosas buenas.

### Personas y relaciones negativas o tóxicas

Recuerda que cada vez que hablas con alguien estás intercambiando energías. Tus palabras, y también tu lenguaje corporal y muchas otras formas de comunicación, están transmitiendo energías sutiles que afectan de manera profunda con quien sea que estés hablando.

Gritar, insultar y abusar del lenguaje daña tus energías rápidamente. Cuando eres el hacedor de esas acciones ¡también es mucho más probable que seas el receptor de ellas! A veces el problema es con la relación: la dinámica entre dos personas atrapadas en un patrón de comunicación o comportamiento que a ninguna le gusta, pero que no han hecho el trabajo de desentrañar esos patrones y reconstruir otros mejores.

Sin embargo a veces es la persona con la que compartes espacio. Tal vez fue criada en un ambiente aterrador e inseguro y aprendió algunos mecanismos de afrontamiento que no le están sirviendo en su relación contigo.

También es posible que tenga un trastorno de personalidad diagnosticable o un problema de salud mental que se interpone en el camino de una manera más auténtica y amorosa de interactuar con los demás. (Es probable que éste sea el caso cuando repetidamente tiene los mismos problemas en otras relaciones que experimentas con ella.)

Y la exposición química a largo plazo, el abuso de drogas o una lesión cerebral traumática pueden cambiar la personalidad de una persona y dañar su cerebro, incluso pueden causarle problemas, y eso puede manifestarse como un trastorno conductual y emocional que afecta las relaciones.

Éste es un tema difícil de discutir, porque apartar a la gente no es algo que hagan Jesús, Gandhi o la Madre Teresa. Dicho esto, he visto a personas cercanas a mí y personas en terapia trabajar con una hermana o un hijo drogadicto durante muchos años, y todos finalmente llegan a la conclusión de que deben tener límites; necesitan proteger a sus propias familias, propiedades, dinero y energías, y no son malas personas si establecen límites.

Si no te has dado permiso para esquivar vampiros energéticos en tu vida, ¿puedo darte permiso para hacerlo?

Crecí en una familia donde, durante muchas generaciones, los matrimonios fueron difíciles, pero siempre permanecieron juntos porque todas las partes estaban profundamente comprometidas con la idea del matrimonio. Y de manera oficial soy la única divorciada de los ocho hijos de mi familia; todos los demás están casados.

Por un tiempo sentí la necesidad de defender mi decisión de poner fin a mi matrimonio de 20 años. Después de todo, él no era un adicto al porno, no era un adicto a las drogas, era un buen proveedor, y no me engañó ni me golpeó.

Como dijo Amy Poehler recientemente en sus memorias, acerca del final de su matrimonio con el actor Will Arnett: "No considero un matrimonio de 10 años como un fracaso".

Qué pensamiento tan brillante. Estoy feliz de haber tenido la experiencia de estar casada y de resolver cosas difíciles durante muchos años, y me encantan los cuatro hermosos hijos que surgieron de ese matrimonio de 20 años. Y no lo considero un fracaso. Otros se sintieron de manera diferente en el momento de mi divorcio, y ése es su derecho. Pero, como dice el dicho, lo que sienten por mí y mis elecciones no es asunto mío.

Cuando la noticia de nuestro divorcio se dio a conocer, nuestro episodio de *Wife Swap* acababa de transmitirse en ABC, por lo que ya éramos la comidilla de la ciudad. Pero sabía que si mantenía un bajo perfil y no decía nada para dañar el nombre de mi exmarido, ya que también tenía que vivir en la comunidad, o algo que pudiera lastimar a mis hijos, todos seguirían adelante después de un periodo de curiosidad, preguntas y chismes.

Y siguieron adelante. Siempre hay nuevas noticias mañana.

Ser pacífico con el cambio en las relaciones también es clave para la salud y la felicidad. No estoy sugiriendo que el matrimonio no sea un compromiso importante. Estoy sugiriendo que sobrevivimos cuando las relaciones terminan, y que a medida que vivimos en frecuencias más altas una consecuencia natural es que algunas relaciones morirán de muerte natural. A medida que las liberamos de manera pacífica y aceptamos que las cosas tienen un ciclo de vida, aceptamos toda la experiencia. Logramos más paz, porque la mayoría de las relaciones no duran toda la vida, y eso no significa que no tengan valor ni significado.

Hay felicidad y crecimiento después del final de una relación que ya no sirve (o nunca sirvió), y tiene que haber límites a las energías que una relación insalubre en nuestra vida puede consumir.

**Estar ansioso o deprimido**
Éstos son estados de conciencia que están totalmente en desacuerdo con tu salud y felicidad. De hecho, *no puedes* ser feliz o estar en paz mientras experimentas una de estas emociones negativas. Es por eso que cuando sientes la emoción de la ira, por ejemplo, y la identificas como tal, debes metabolizar-reformular-liberar, como aprendiste anteriormente en este libro. Y debido a que no puedes ser feliz mientras experimentes enojo o miedo, te tomarás muy en serio este proceso cuando te des cuenta de que la ira como un estado crónico no te está sirviendo y en realidad te está haciendo daño.

Decirles a los demás acerca de eso no siempre "lo saca de tu pecho" y, de hecho, a menudo esa ventilación de energías negativas sólo incuba los sentimientos negativos, además daña a la persona a la que se lo estás contando: el desafortunado oyente que ahora está atrapado en esas energías.

No hace nada para resolver la situación entre tú y la persona con la que estás enojado, y te lastima mucho, mucho más de lo que lastima a quien le hayas hecho daño. La ira tiene una función importante para movilizarnos hacia la acción. Pero como un estado crónico del ser, no tiene ninguna utilidad excepto para hacernos miserables.

El miedo es una emoción que suscita discusión, ya que 25% de los estadounidenses ahora informa tener ansiedad significativa. Millones de píldoras se toman para mitigar el miedo crónico que afecta la calidad de vida de una cuarta parte de nosotros todos los días. Mi teoría es que, como miles de sustancias químicas están en uso activo en nuestros alimentos, aire y agua todos los días, los disruptores hormonales causan fallas diarias para millones de nosotros, y la ansiedad es un resultado común. (*Ansiedad* es la palabra clínica, pero la emoción es miedo.)

Pero ésa no es toda mi teoría. La otra parte involucra el entorno de medios modificado al que estamos expuestos y la velocidad vertiginosa del cambio que la tecnología impone a casi cualquier persona en cualquier entorno profesional.

A menudo escuchamos que la tecnología mejora la vida. Pero mientras más tecnologías proliferan, más rápida es la velocidad del cambio en los negocios cuando tus competidores usan la nueva aplicación, el nuevo sistema y el nuevo software para sobresalir en tu campo de trabajo. Entonces, en esencia, estás obligado a cambiar o morir.

Mi hijo y yo tuvimos una conversación divertida la semana que cumplió 16 años sobre cómo gira el volante de mi automóvil tan a la derecha o a la izquierda que llega al límite. Cuando le enseñé cómo conducir, a menudo le recordaba: "Cuando sientes que golpea así, has ido demasiado lejos."

Cuando le dije eso el año pasado, replicó: "Odio conducir tu coche."

Respondí, asombrada: "¿*Odias* conducir un Lexus?"

Él respondió: "Bueno, es tan sensible, en comparación con mi Corolla."

El Corolla de Tennyson tiene ocho años e, irónicamente, su amigo Spencer lo llama "delicado", porque a Spencer le regalaron la camioneta Ford de 1993 de su abuelo. Ah, la lección de cómo todo es relativo.

Tennyson estaba muy entusiasmado con mi reciente cambio del Lexus por un nuevo Tesla S y estaba presionando para que se lo prestara para ir a su graduación. Le dije: "Bueno, si crees que el Lexus es sensible, sólo espera a que llegue el Tesla."

Va de 0 a 100 kilómetros en 3.5 segundos.

La camioneta Ford de 1993 del abuelo, el Toyota Corolla 2008 de Tennyson, mi Lexus 2013, mi Tesla S. Esto parece una metáfora de cómo la vida se ha acelerado en la última década: la más rápida de crecimiento en la historia de la humanidad. Un crecimiento cada vez más quisquilloso.

Y lo estás viviendo.

No es de extrañar que todos estemos ansiosos. ¿Quién no lo estaría? Nada en nuestra biología o historia nos ha preparado para este momento.

De ahí mi elección de escribir este libro sobre las formas que he descubierto para lograr mi estado zen en este mundo acelerado y para proteger nuestra vibración, incluso cuando la vida se vuelve cada vez más caótica.

Creo que este ritmo frenético de cambio, todo acelerado y las corrientes eléctricas y magnéticas invisibles en el entorno que nos rodea pueden causar una gran cantidad de ansiedad, lo que contribuye significativamente a lo que parece una epidemia de ansiedad.

Ahora vamos más rápido, somos más eficientes y tenemos acceso a tantos datos que la mayoría de los ambientes profesionales pueden ser muy intensos y estresantes. Mis propios empleados y yo hablamos de esto de forma regular: lo saturados que nos sentimos, expuestos instantáneamente a lo que todos nuestros competidores están haciendo con el toque de una tecla en internet, conscientes de todas las cosas que deberíamos hacer, pero no tenemos suficientes horas en el día para aprender e implementar.

He optado por dejar de ver las noticias como parte de mi estrategia para llevar una vida pacífica y centrada frente a tanto caos, velocidad y aceleración sin fin.

Pero también recomiendo las prácticas básicas de este libro, observar el caos y el cambio en el mundo y ser capaz de canalizarlo con atención en tu trabajo profesional, sin perder la cabeza en el resto de tu vida.

**Falsedad: inautenticidad, mentir,
hacer trampa, falta de integridad**
Algunos estudios indican que en el transcurso de cualquier día escuchas un número sorprendente de mentiras. Como consecuencia de esto todos nos hemos vuelto, en diversos grados, cínicos sobre lo que escuchamos y leemos.

En mi adolescencia experimenté con la mentira. Salía con mis amigos mientras vivía en un hogar mormón abstemio y muy estricto, por lo que mis acciones estaban en conflicto con los deseos de mis padres para mí. En lugar de cumplir con sus normas, experimenté beber y otras formas de "romper las reglas" durante todo el último año de preparatoria.

La peor parte, para mí, fue mentir. Un sanador de energía diría que mis energías iban en una dirección y mi comportamiento en la dirección opuesta. ¡O que mis energías estaban en desacuerdo! No es de extrañar que haya pasado la mayor parte de ese año de rebelión, habiendo sido una "buena chica" toda mi vida, con nudos en el estómago.

Como adultos, una parte importante de nuestras tareas de desarrollo es verificar diariamente con nosotros mismos al preguntarnos esto:

¿Son mis palabras y acciones auténticas y están en armonía unas con otras?

Si me siento incómodo con la forma en que me presento, ¿qué es lo que me molesta?

Cualquier persona con un profundo deseo de vivir de manera auténtica sabe que decir la verdad es absolutamente imprescindible en ese objetivo. No es que tengas que ser brutal o incluso directo cuando te pregunten: "Cariño, ¿este vestido me hace ver gorda?"

Podríamos debatir si hay momentos para burlar la verdad. Pero hablemos del sencillo 99% del tiempo, cuando nuestras palabras y la verdad son incongruentes, lo que disminuye nuestra integridad y, por lo tanto, nuestra capacidad de lograr un CVi óptimo.

Por lo general, si posamos en cualquier entorno social, proviene del deseo de que alguien nos quiera y de que no lo harán si conocen los límites de nuestras capacidades o logros.

En algún momento, probablemente después de años de practicar el control contigo mismo, puedes ser muy consciente de tus inseguridades y gentilmente criticarte. Puedes estar dispuesto, entonces, a practicar ser fiel a lo que eres en realidad.

Y si lo haces, descubrirás una verdad maravillosa: que la gente realmente te quiere más cuando no eres nada más y nada menos que lo que eres. Alardear, mentir, posar y todas las formas de falta de autenticidad son fácilmente discernibles por intuición, porque vienen en un paquete energético que es innegable.

Incluso si las personas no pueden reconocerlo, saben que no les gustan las energías discordantes y que las hacen sentir incómodas. Te evitarán, no harán negocios contigo, no confiarán en ti y, en el análisis final, eso es perjudicial para ti, en especial porque se convierte en un patrón. La ley de la atracción, después de todo, corta en ambos sentidos. La presentación y el engaño no atraen el éxito y la alta vibración.

¿La conclusión? Siempre es mejor ser tú. Practícalo, porque aprenderás que eres amable, independientemente de tus fallas y defectos.

Di la verdad en una entrevista de trabajo cuando no sepas cómo hacer algo.

Habla en el trabajo cuando no te sientas cómodo con la ética de una campaña de marketing.

Admite que has hecho algo mezquino, porque despeja el aire y te permite comenzar de nuevo en una relación.

Pertenezco a cuatro comunidades diferentes de *influencers*: espacios donde autores de bienestar y crecimiento personal se reúnen. Nos relacionamos, formamos alianzas comerciales y escuchamos el contenido del escenario sobre diversos temas que nos afectan a todos los que tenemos negocios en línea. Salimos por un trago después, y ahí es cuando las cosas se vuelven reales. Quienes deseen ser auténticos hablarán de nuestras luchas, fracasos y desafíos, con la esperanza de que nuestros pares tengan algo que ofrecer: palabras de consejo o conexiones con personas que podrían ayudarnos a resolver nuestros problemas.

Estar en estas comunidades es emocionante, porque hay mucha energía poderosa con mucho CI, tantos logros, docenas de autores de bestsellers de *The New York Times* en cada habitación en la que he estado con esta multitud. Con frecuencia los asistentes se refieren a sentirse "intimidados", y aunque creo que todos nos ponemos los pantalones en una sola pierna a la vez, y es un valor fundamental mío apoyarme en mis miedos, todavía me puedo relacionar.

Ha sido un cambio de juego para mí salir de la esquina web en la que trabajé por mi cuenta durante muchos años y unirme a estas redes. Pero recientemente tuve una experiencia interesante cuando uno de los eventos a los que asistí presentaba a un orador muy controversial.

Sin ser demasiado específica, les diré que tenía 40 años, se emitió un nuevo programa de televisión basado en su extraordinaria vida, afirmó haber fundado varias compañías de miles de millones de dólares y que tenía uno de los más altos CI de todos los seres humanos vivos al día de hoy que han tomado la prueba. Y tenía historias de intriga y trabajo con gobiernos de alto nivel para salvar vidas. ¡Todo fue bastante espectacular!

Mientras compartía su historia y hablaba sobre lo que hace una de sus 14 empresas, el ambiente en la sala se volvió muy cargado. Finalmente, otro CEO habló y preguntó, bastante provocativamente: "Hay muchas cosas negativas sobre ti en internet y en los medios, ¿son verdad? Tengo que decir que algunas cosas que dices parecen poco creíbles".

Después, este hombre y su historia fueron el tema de muchas conversaciones privadas acaloradas, y noté con interés cómo muchos de los otros empresarios reaccionaban negativamente a su historia. "No creo nada de eso" era un tema común.

No tengo ninguna agenda que juzgue su historia, que puede ser cien por ciento cierta, por lo que sé. Lo interesante aquí es la reacción grande y palpable de los demás al gran cuento de este hombre (sea o no verdad).

Todos ansiamos la autenticidad y la conexión en este mundo en el que constantemente nos bombardean con información y gran parte de la vida se está moviendo hacia un medio llamado internet.

Ya no es difícil encontrar información. Nadie sabe qué es el Sistema de Clasificación Decimal Dewey. (Es un concepto organizativo para las bibliotecas que aquellos de nosotros lo suficientemente mayores como para haber crecido antes de internet tuvimos que aprender.) La información está en todas partes y se puede obtener en segundos. Pero ahora nos queda un nuevo desafío: ¿qué es verdad? ¿Cómo reviso toda esta información?

La mayor parte de la "información" en internet ahora es marketing. Fue escrita con una agenda, usando "hechos" cuidadosamente elegidos por escritores profesionales entrenados en la redacción persuasiva. Incluso un mensaje que no es de venta tiene una agenda para "obtener tus datos", de modo que puedan enviarte publicidad después. Entonces, incluso lo que no parece ser marketing en realidad lo es.

Lo que obtengo de mis lectores ahora, que es completamente diferente a lo de 2007 cuando lancé GreenSmoothieGirl.com, es: "Hola, GSG, leo esto y lo otro. ¿Es verdad?"

Por lo tanto, encontrar información ya no es un desafío, pero todos estamos afinando nuestro radar de discernimiento lo más rápido posible, ya que la avalancha de información, organizada por Google y otros motores de búsqueda, es ahora de billones de gigabytes y sigue creciendo.

Autenticidad, integridad y decir la verdad han sido muy importantes en todos los tiempos. Estamos sobrecargados de información, pero nadie sabe qué es la verdad.

No nos importa cuántos bestsellers de *The New York Times* has escrito. No nos importa cuánto dinero ganas. Queremos saber que podemos creerte, podemos confiar en ti y estamos seguros contigo.

Nos muestras que dices la verdad al tener conversaciones difíciles con nosotros, donde puedes decir algo que resulte incómodo, incluso hiriente, pero lo haces con claridad y amor.

Nos muestras que dices la verdad al decirnos dónde has fallado y dónde eres débil. Brené Brown ha traído el mensaje de lo poderoso que es, en tus relaciones y tu compromiso con el mundo, estar dispuesto a ser *vulnerable*.

Entonces las cosas que logras tienen un significado rico. Has logrado profundidad, en nuestros ojos, en un mundo superficial. Creemos lo que dices a continuación.

Tu abuelo te diría esto, y él sería el experto en esto, mucho más que tú o yo: al final de tu vida, de todos modos morirás teniendo nada más que tu nombre.

El logro es menos impresionante que la sinceridad total. Cuando practicas siempre diciendo la verdad, estás en sincronización con todas tus energías, que pueden continuar fluyendo hacia adelante en lugar de desorientarte, lo que hace que gastes tu tiempo y energías recordando y defendiendo medias verdades o mentiras y desarrollando historias autojustificables para intentar resolver tu propia incomodidad en la disonancia de tu integridad cayendo a pedazos.

Después de todo, a quienquiera que le hayas mentido se irá y comenzará a pensar en otra cosa. Tú, sin embargo, te quedarás con esa mentira o engaño para siempre, hasta que lo resuelvas enérgicamente.

Pedir perdón, comprometerse a actuar con integridad en todas tus acciones, hacer lo correcto aunque lo incorrecto te tiente, ser "tú" de una manera muy real en lugar de ser alguien que te gustaría ser: todos éstos son ejemplos para limpiar tus energías. Te servirá bien en tu búsqueda de una vida de alta vibración.

## Resistir el cambio, las acciones de los demás o las consecuencias de tus acciones

¡El cambio es inevitable, y aquellos que aprenden a aceptarlo ganan!

En estos primeros 50 años he visto cambios tan dramáticos en las etapas de mi vida que casi parecen no tener nada que ver el uno con el otro. Una de las cosas más importantes que aprendí es trabajar mucho mientras floto simultáneamente con la corriente, en lugar de ir contra ella.

Es casi como si me hubiera reinventado cada siete años, como la prensa dice que Madonna lo ha hecho.

Apuesto a que también te has reinventado. Uno tiene que hacerlo para seguir siendo viable y mantenerse al ritmo del cambio en el mundo moderno.

Luego están las fases de mi vida personal, las parejas con las que he bailado (casada durante 20 años y con varias relaciones serias en los últimos 10). Aprendí que si me mantengo enérgicamente atrapada en una relación, mi crecimiento se ralentiza.

Si acepto cada etapa en lugar de resistirla, soy más feliz. Mis fases adultas incluyen ser una estudiante universitaria soltera; casarme, seguir una carrera profesional y trabajar durante años en problemas de infertilidad con mi esposo; ser una esposa y una madre, criando a cuatro niños pequeños nacidos con una diferencia de seis años entre uno y otro, y ser una madre soltera para adolescentes y adultos jóvenes. Pronto estaré soltera con hijos independientes, y con pequeños nietos, probablemente.

La felicidad significa amar y aceptar la fase en la que uno se encuentra, aprender todo lo que pueda de ella y estar en paz con el hecho de que, como todo lo demás, llegará a su fin.

¿Y por qué no reinventarse y estar dispuesto a crecer? Cuanto más cómodos estamos con el cambio, más adaptables nos hacemos a nosotros mismos y más "fluimos con los golpes" y disfrutamos de la vida y la variedad interminable que encontramos.

Me volví tan adaptable, aceptando "nuevos normales", que de alguna manera me preocupa que me haya vuelto demasiado tolerante al cambio. No hay casi nada que me sorprenda. "La verdad es más extraña que la ficción" se ha convertido en un mantra para mí a medida que la vida se desarrolla.

Cada vez que alcanzo una nueva normalidad, sé que es sólo una estación de camino hasta que haya más transtornos y más cambios que no pude haber predicho y que no puedo controlar. ¡Nada sobre la vida ha sido predecible, con excepción de la constante de cambio!

Toda mi carrera ha renacido muchas veces. He reconstruido de la nada una y otra vez. La vida media de mi educación formal se acorta cada vez más, con más tecnologías, más aplicaciones, más aceleración desde la era de la información de hace 15 años a la era digital en la que ingresamos.

Mis hijos eran bebés, niños pequeños, preadolescentes, adolescentes y ahora adultos. No puedo estar demasiado apegada a la fase actual en la que se encuentran, porque siguen "haciéndose".

Pero puedo disfrutar el proceso y el camino. Después de todo, el cambio es inevitable.

> ¡Las personas flexibles son personas felices!

Evitar el cambio o resistir lo que debe ser aceptado, en lugar de inclinarse hacia el viento, sólo crea una sensación de estancamiento.

Steven Pressfield, en el gran clásico de la *Guerra del arte*, dice: "La resistencia no puede verse, tocarse, oírse ni olerse. Pero puede sentirse. La experimentamos como un campo de energía que irradia desde un trabajo con potencial. Es una fuerza repelente. Es negativa. Su objetivo es alejarnos, distraernos y evitar que hagamos nuestro trabajo."

Pressfield dice que las cosas que resistimos tienden a ser cualquier dieta o régimen de salud; cualquier programa de avance espiritual; educación; la búsqueda de cualquier vocación por escrito; pintura, música, cine, danza, etcétera, y actos de valentía política, moral o ética, incluida la decisión de cambiar nuestro pensamiento o conducta. También tendemos a resistir hacer un gran compromiso con otra persona, tomar una posición de principios contra algo que creemos que es moralmente incorrecto y emprender un esfuerzo para ayudar a los demás.

En otras palabras, dice Pressfield, creamos resistencia a "cualquier acto que rechace la gratificación inmediata a favor del crecimiento, la salud o la integridad a largo plazo".

También encontré, como madre, que mi resistencia a una elección que mi hijo adolescente o adulto quiera hacer puede ser contraproducente y convertirse en un motivador para hacer exactamente lo que no quiero que él o ella haga. (¡Le mostraré a mamá quién está a cargo!) Así que mi resistencia inútil daña nuestra relación.

No estoy sugiriendo que no te opongas a algo que tu hijo quiera hacer y que no sea lo mejor para él. Definitivamente lo hago y continuaré haciéndolo. Sin embargo, muchas veces me he opuesto a una decisión que, en el esquema de las cosas, es una cuestión menor, que no afecta de manera significativa la salud o la integridad de mi hijo o su futuro, y mi resistencia a la elección ha perjudicado mi relación con él. (Es decir, aprendí esta lección de la manera difícil.)

Entonces, al igual que con el aprendizaje de metabolizar-reformular-liberar emociones negativas, paso por un proceso similar cuando mi hijo toma una decisión que no me gusta. Un ejemplo es cuando Tennyson decidió abandonar sus clases avanzadas para tomar las más fáciles. No me gustó, e hice un discurso apasionado a favor de elegir la calidad, elegir ser desafiado y estar a la altura del reto. Y luego salí del camino, porque él es lo suficientemente mayor como para tomar sus propias decisiones en este campo. No voy a rechazar ninguna oportunidad de enseñanza, porque sé que aunque mis hijos pueden poner los ojos en blanco y actuar con desdén, se quedan con el mensaje. Quieren mi aprobación, quieren superar mis estándares, y mis palabras, con el tiempo, tienen un impacto.

Otro ejemplo es el reciente viaje de Emma a Grecia, que antes mencioné brevemente. Le había dado cinco mil dólares para gastos escolares después de que me dijera que estaba teniendo problemas para obtener buenas calificaciones mientras trabajaba en dos empleos.

De repente decidió irse a Grecia con una amiga durante un mes, en el verano, aunque sería el cuarto verano consecutivo en que realizaba un viaje internacional, y mi opinión (que compartía su padre) era que debería estar trabajando todo ese tiempo. Como nosotros, haciendo sacrificios. Sentí que la aventura podía esperar hasta que terminara su carrera y tuviera ingresos discrecionales.

Ella me recriminó de manera repetida sobre cómo había funcionado todo para ser un viaje extremadamente barato, y decidí, después de decir con claridad cómo me sentía al respecto, evitar que la situación tuviera un impacto negativo en nuestra relación. Me mordí la lengua durante los pocos meses hasta que se fue al viaje. Durante su viaje disfruté sus pláticas y sus fotos, escuchando sobre las personas que conoció y las cosas que hizo. Confiaba en que su regreso con sus ahorros muy escasos sería una buena oportunidad de darle una "lección de vida".

Cuanto más crío a hijos pequeños, más aprendo a soltarlos y liberarlos para que sean quienes son, cometan errores y aprendan de ellos.

No estoy sugiriendo que a veces no deberíamos resistir las elecciones de nuestros hijos. ¡Si uno de mis hijos comenzara a usar drogas o quisiera abandonar la universidad para ser un *stripper*, me resistiría! Simplemente estoy sugiriendo que los demás toman decisiones que nos afectan casi a diario, y podemos elegir qué haremos con eso. Llegar a la paz, más pronto que tarde, con opciones que no son lo que hubiéramos hecho, es bueno para nuestra salud y para nuestras relaciones de amor y confianza.

También tenemos una tendencia a resistir las consecuencias de nuestras acciones. Cuando aceptamos y nos sometemos a algunas de las cosas que la vida nos ofrece —no las injusticias y las cosas sobre las que no podemos quedarnos callados sino las consecuencias naturales de nuestras acciones— estamos más felices y más en armonía con el flujo del universo.

Una amiga mía, a quien llamaré Cinda, tiene una hija de 17 años, que llamaré Amie, a la que atraparon sin licencia y con parafernalia de marihuana en su coche. Amie fue sentenciada a hacer horas de servicio comunitario y no las completó. El año se le fue, ocupada con el trabajo y la escuela, y cuando Cinda se dio cuenta de que se habían quedado sin tiempo, llenó el formulario para la Corte probando que Amie había hecho el servicio comunitario, y preguntó a sus amigos, incluyéndome a mí, si podíamos responder por el servicio de su hija a nuestros negocios, si el Estado nos llamaba.

El mensaje que le dio a su hija fue: "Puedes evitar las consecuencias de tus acciones mintiendo y haciendo trampa, y yo te ayudaré a hacerlo."

Esto no le hace bien a Amie, y desperdicia una oportunidad para que aprenda de los efectos de sus acciones.

Una de las grandes críticas a los millennials es que se no se les exige mucho y están protegidos de las consecuencias naturales de sus elecciones. Éstos son los niños a quienes se les dieron trofeos después de la temporada de futbol, incluso si pertenecían al equipo perdedor.

¿Cuánto has aprendido de las consecuencias de no estudiar en la escuela, o de postergar un proyecto en el trabajo, o de no comunicar un problema importante en una relación? ¿Y especialmente frente a las consecuencias, que tienden a ser los mejores maestros del mundo? ¿Cuánto crecimiento habrías perdido si alguien hubiera quitado esas consecuencias, para que nunca tuvieras que sentir incomodidad en tus años formativos?

Una de las cosas más difíciles en la crianza de los hijos, creo, es amarlos lo suficiente como para permitirles sufrir un poco, a veces más que un poco, sin rescatarlos cuando se enfrentan a una consecuencia impuesta por la escuela, la ley u otra persona de autoridad.

### Frecuencias electromagnéticas (FEM) en tu entorno

Nunca antes en la historia habíamos tenido hasta seis dispositivos eléctricos diferentes en nuestro campo de energía en un momento determinado.

¿Qué sucede cuando tenemos frecuencias disruptivas, caóticas, bajas y compitiendo en nuestro campo de energía? Nadie está completamente seguro, pero dentro de 10 o 20 años lo sabremos con escalofriante certeza, porque muchos investigadores curiosos están llevando a cabo estudios longitudinales.

Algunas pruebas muestran que los cánceres de mama tienen la forma exacta de los teléfonos celulares que se colocaron dentro de un sostén, muchas horas al día, durante años. Y los tumores cerebrales tienen la forma y la ubicación exacta de los teléfonos celulares que se llevan al oído. En 1971 el Laboratorio de Investigación Naval de los

Estados Unidos había recogido casi mil 800 estudios sobre los efectos de los campos electromagnéticos o las frecuencias electromagnéticas en los seres humanos. Desde entonces se han publicado más de ocho mil estudios.

La evidencia que está surgiendo rápidamente muestra que las frecuencias sensibles del organismo humano se ven interrumpidas por frecuencias "caóticas" de teléfonos celulares, microondas, computadoras, iPads, ¡incluso sacapuntas!

Me preocupa el experimento de que nuestros niños tengan estas longitudes de onda radiactivas en sus campos de fuerza casi 24 horas al día; es la primera generación de niños expuestos a tantas frecuencias desordenadas todos los días.

¿Podría estar relacionado con la epidemia del trastorno por déficit de atención (TDA), como algunos postulan? Con un número creciente de vacunas tóxicas, medicamentos y alimentos genéticamente modificados, tenemos muchos contendientes en las teorías sobre lo que está causando el aumento en TDA (y TDAH).

Conozco personas tan comprometidas con reducir su exposición a las FEM que desconectan la electricidad en la fuente, en la red eléctrica, todas las noches antes de acostarse. Aparentemente, el congelador y la nevera mantienen las cosas lo suficientemente frías toda la noche.

Esto probablemente está llevando el problema más allá de lo que la mayoría de nosotros está dispuesta a hacer. Para el resto de nosotros existen algunas prácticas sencillas para arraigarnos, fortalecer el sistema nervioso y elevar nuestra vibración. En tu página de recursos proporcioné un plan de acción de FEM que cubre las formas en que puedes protegerte de las FEM en tu hogar y en el trabajo, incluidas soluciones fáciles, gratuitas o de bajo costo para empezar. Cuando medí la "electricidad sucia" en mi casa e instalé filtros en cada toma de corriente que medía alto, dormí durante toda la noche y las siguientes tres noches, ¡por primera vez en 20 años!

Toda nuestra agenda en este libro es "elevarnos" sin las consecuencias negativas para el sistema nervioso de las elevaciones inducidas por sustancias. Lo que estamos aprendiendo aquí son prácticas sostenibles para toda la vida, con innumerables beneficios para la salud.

Recuerda, no es simplemente una mayor amplitud de frecuencia u ondas más altas por segundo lo que queremos, sino también frecuencias cohesivas. Queremos vibraciones armónicas, como las que obtienes cuando tocas un diapasón, no las frecuencias caóticas y aleatorias de los cables colgados de los postes telefónicos para transportar datos, del teléfono en la bolsa del pantalón y la computadora portátil que tienes delante. Todos ellos emiten varias longitudes de onda, incluidas las frecuencias radiactivas.

Estas vibraciones desordenadas dañan nuestra propia armonía, nuestras fuertes vibraciones y, en consecuencia, nuestra salud física y emocional.

Puedes haber leído acerca de cómo algunos científicos piensan que las frecuencias caóticas de las torres de telefonía celular, los cables telefónicos y todos los campos electromagnéticos que flotan sobre la Tierra pueden afectar negativamente a la población de abejas del mundo: desorientarlas, disminuir su producción de miel, hacerlas más agresivas e incluso matarlas. Pero algunos estudios van más allá, lo que sugiere que estas frecuencias también afectan adversamente a otros insectos, pájaros y otros animales, ¡y también a las plantas!

Aunque, en general, más alto es mejor con las frecuencias, la conexión a tierra es también una parte de nuestro objetivo, tanto para aumentar la energía eléctrica simbiótica como para hacerla uniforme, predecible y tranquila.

Obviamente, no queremos las frecuencias altas y creativas cuando estamos en la etapa theta del sueño. Una frecuencia baja y reconstituyente es completamente apropiada en ese momento, pero aún calmada y arraigada, para un descanso tranquilo e ininterrumpido.

Eso está en marcado contraste con las frecuencias competidoras al azar de la masa de la electrónica en nuestro espacio cuando tenemos cinco dispositivos conectados o que funcionan de forma inalámbrica en nuestro campo de energía.

Hagas lo que hagas durante el día, como mínimo, saca todos los productos electrónicos de tu espacio mientras duermes. Y sigue algunas prácticas simples y fáciles que he compartido contigo en el plan de acción FEM.

*¿Podemos hablar sobre tu adicción a lo electrónico?*
Hablemos de la adicción a lo electrónico, que es dañina en una variedad de niveles además de tu vibración. Por supuesto, necesitamos nuestros dispositivos para participar en el mundo moderno. Pero déjame hacerte una pregunta:

¿Cuánto tiempo podrías pasar sin usar tus dispositivos electrónicos?

Hablemos de la adicción, el aislamiento social, el enfoque fragmentado y el tiempo muerto en general.

Si te sientes nervioso después de sólo 20 minutos de privarte de tu teléfono; si te sientes como un síndrome de pérdida de miembros (lo que siente un amputado, durante años); si tu mente se desanima preguntándote qué te estás perdiendo en línea, no estás solo. Eres un adicto, y lo siguiente te sorprenderá.

Los datos dicen que la adicción a lo electrónico es tan frecuente entre los adultos mayores, que no comenzaron la edad adulta en la era digital, ¡como lo es entre los adolescentes! El estadounidense promedio entre las edades de 18 y 64 pasa más de tres horas solo en las redes sociales por día, luego agrega el tiempo dedicado a navegar por internet, juegos en línea, apuestas, mensajes de texto, etc. La adicción a la tecnología es un trastorno médico/psicológico real, e incluso hay médicos, clínicas e (irónicamente) sitios web que se especializan en tratarlo como se podría tratar la adicción a las drogas o el alcohol.

Por supuesto, no estás completamente presente con las personas que te importan, tu familia, tus compañeros de trabajo, tu amante, si estás obsesionado con el pequeño dispositivo de 12 cm en tu bolsillo. Esta adicción es sutilmente dañina para tus relaciones.

Me pregunto cuántas veces las personas sentadas en un restaurante se han molestado con sus compañeros porque siguen revisando sus teléfonos. (Millones de veces, ¿lo adivinarías?)

Un verano, mis hijos y yo manejamos hasta el cañón cerca de nuestra casa o salimos a cenar todos los domingos, e hice una regla, a la que se resistían, de que todos tenían que dejar sus teléfonos celulares en un recipiente en la barra de la cocina, incluida yo. Habrías pensado que estaba tratando de separarlos de un riñón.

Salí con un hombre justo después de mi divorcio hace 10 años, y tuvimos una breve relación en la que íbamos de ida y vuelta entre San Diego, donde vive, y Salt Lake City, donde vivo.

Luego tuve una relación larga con alguien local. Pero cuando terminó mi relación con el hombre de San Diego pasó cinco años tratando de convencerme de volver a verlo. Finalmente, un invierno cuando estaba en la ciudad visitando a sus gemelos, acepté reunirme con él para cenar.

Sabía que se describía a sí mismo con TDAH, pero cuando nunca guardó su teléfono durante toda la cena, y lo vi algunas veces mirando no para ver si había mensajes de sus hijos en caso de emergencia, sino revisando Facebook, tuve estos pensamientos:

"¿Por qué manejé todo el camino hasta aquí para esto? Está en una cita con Facebook. Soy un *accesorio*. Creo que no volveré a hacer esto nunca más."

Y como sucede con tantas cosas en la vida, nunca supo que ésa fue la razón por la que no volvería a reunirme con él durante su visita prolongada a Utah ese invierno. (O nunca más.)

Al igual que no escribo a cada solicitante de empleo que quiere que lo contrate para decirle que su incapacidad para usar el idioma inglés funcionalmente le cuesta una entrevista.

Nunca aprendimos de tantas de nuestras pérdidas en la vida porque no obtuvimos los comentarios. Pero te dejo este pequeño secreto.

Es posible que mi antiguo amante no sepa por qué lo rechacé. Pero esta lección permanece:

Tenemos muchas batallas cuesta arriba en el esfuerzo por encontrar amigos o amantes con los que realmente podamos comprometernos y pasar nuestro precioso tiempo. Nuestra incapacidad para conectarnos de manera auténtica con ellos no debe verse agravada por algo tan ridículo como una adicción a un teléfono.

Al igual que millones de otros comensales de cualquier parte del mundo, me siento poco interesante, deprimida y ligeramente aburrida mientras ceno con alguien en una cita con su teléfono.

Irónicamente, mi héroe Nikola Tesla —aunque generó ideas extraordinarias durante toda su vida que lo llevaron a aprovechar el poder de las Cataratas del Niágara, diseñando el sistema de corriente alterna (CA) y adquiriendo unas 300 patentes en todo el mundo— fue el típico científico loco introvertido.

Era atractivo para las mujeres e intentaron perseguirlo. Hermosas y famosas mujeres.

Pero puede haber sido la primera persona en el planeta con los síntomas de abstinencia social de la adicción a aparatos eléctricos.

Él declaró que destruyó su propia sexualidad a la edad de 40. (Nadie está seguro de lo que eso significa.) No sabía qué hacer con su sexualidad —interfería con sus objetivos científicos— y se volvió cada vez más solitario y nunca tuvo una relación íntima de importancia.

En sus setentas, después de ser herido por un taxi, vivió sus últimos años en una habitación de hotel de la ciudad de Nueva York, donde su afición era la rehabilitación de palomas heridas.

Mi teoría es que las palomas fueron su contacto con las criaturas vivientes, su sustituto. Como nunca dominó el contacto humano ni disfrutó de ese extraordinario intercambio de electrones de dos seres humanos en sincronía, encontró la manera de satisfacer esas necesidades a través de otros seres vivos.

Bueno, ¿por qué no? La forma de Tesla puede ser diferente a la nuestra, ya que necesitamos y queremos tener contacto con las personas.

Pero ¿qué tan mágico es discutir ideas, cuando las tuyas junto a las mías se vuelven más que la suma de las partes? Escuchar y saborear la experiencia única y la perspectiva de alguien que es mayor que tú, que creció en otra época, tal vez en otro continente.

¿Qué tan valiosa es esa sensación eléctrica, que no tiene que ser sexual, cuando miras a los ojos de alguien que acabas de conocer y con quien resuenas? El pulso del descubrimiento.

Todos éstos son intercambios energéticos, todos son poderosos, y ningún dispositivo electrónico puede reemplazar las longitudes de onda de experiencia con animales y humanos.

Los dispositivos y las redes sociales son formas de contacto adulteradas que nos dejan vagamente insatisfechos, zumbando con frecuencias inconexas en lugar de la vibración larga y fuerte, por ejemplo, una conversación con alguien en quien confías y a quien amas.

Usemos el ejemplo de mí escribiendo este libro. En *La guerra del arte* Steven Pressfield dice que lo que los escritores saben, y los aspirantes a escritores no, es que lo difícil no es escribir el libro, sino sentarse a escribirlo.

Utilizaré un proyecto de escritura como ejemplo, ya que estoy escribiendo en este momento:

Cuando haces una dieta de redes sociales y dispositivos electrónicos, eres capaz de utilizar todo tu cerebro y producir una comunicación de alta calidad cuando, por ejemplo, no se te interrumpe ni una vez durante cada párrafo.

Cuando hago una tarea mientras hablo por teléfono puedo operar desde una sola parte de mi cerebro a la vez, lo que significa una conversación de menor calidad o un trabajo de menor calidad.

Necesito que todo mi cerebro escriba bien, y ser interrumpido al enviar mensajes de texto no sirve para eso.

Además, cuando fomentas y buscas ese estado de flujo profundamente inmerso que mejora cualquier actividad en la que te mantengas enfocado durante unas horas, tu cerebro realiza conexiones de forma más fluida, te expresas más fácilmente y sin estrés, y disfrutas más de tu trabajo.

*Capítulo 5*

* * * * * * * * * * * * *

# Sustancias que elevan (y disminuyen) la vibración

En este capítulo exploraremos la aplicación del cuarto principio de la introducción: "Una sustancia con una frecuencia más alta puede hacer que la vibración de una sustancia de baja frecuencia aumente."

Lo contrario, por supuesto, también es cierto. Las sustancias con baja vibración reducirán tus propias frecuencias sólo con estar en tu campo de energía, pero aún más si las aplicas a tu piel o las consumes.

¡Examinemos cómo puedes aprovechar las sustancias en el medio ambiente en tu objetivo de lograr la vida de alta vibración!

### Agua pura rica en minerales

Probablemente ya sepas que se necesita agua para la conductividad eléctrica. El ser humano, como hemos establecido, es un ser eléctrico, y no es accidental que el cuerpo esté compuesto por más de 55% de agua. No sólo tu sangre, linfa y otros fluidos, sino que cada célula está hecha de agua más que de cualquier otro material.

Es un fluido crítico para la conductividad eléctrica, y es absolutamente fundamental para una vida de vibración alta también.

Se necesita agua para eliminar las toxinas todos los días, y es el recurso más importante para el colon, el hígado, los riñones, el sistema linfático y la piel.

Los estudios demuestran que la mayoría de nosotros no bebemos suficiente agua, lo que significa, para una persona de 70 kilos, aproximadamente nueve vasos de agua al día. Sabes que la necesitas para evitar comer en exceso y para "limpiar la casa", por así decirlo. Pero ahora considera que la necesitas para la conductividad eléctrica.

Así es, ¡una persona completamente hidratada no sólo es más limpia de muchas maneras diferentes, sino que también es capaz de experimentar una gran vibración!

El doctor Gerald Pollack, autor de *The Fourth Phase of Water*, analiza las muchas facetas del agua que la ciencia no comprende y postula que las vibraciones se mantienen en los espacios acuosos de nuestras células. Él no llama a esta fase única de la molécula de $H_2O$ líquida, sólida ni gaseosa, sino más bien "agua viva" que puede contener energía, al igual que una batería, y entregar energía también.

Una de las cosas más útiles que aprendí a hacer, cuando cambié mi salud después de estar muy enferma en mis veintes, fue beber un vaso de agua a primera hora cuando me despierto. Para aumentar aún más la conductividad eléctrica, agrego ácidos húmicos y fúlvicos concentrados al agua de la mañana y otro gotero en el agua justo antes de acostarme. Te diré más sobre eso en la página de recursos, si deseas obtener más información.

Pero no bebo agua de la llave, porque no quiero tomar flúor, cloro, productos farmacéuticos residuales, pesticidas e incluso arsénico, que se encuentran en la mayoría del agua de la ciudad. Entonces uso un filtro de ósmosis inversa, y también un ionizador de agua para que mi agua sea alcalina.

Me encanta que con el ionizador pueda alterar el pH del agua que bebo y con la que cocino; es como el agua de manantial natural y limpia que corre sobre las rocas en un lugar como los Alpes, lejos de una ciudad.

Como probablemente tú, vivo en una ciudad donde los gigantescos tanques de agua deben tratarse con productos químicos para evitar brotes de *E. coli* y otras amenazas bacterianas para grandes poblaciones.

Mientras tanto, nuestros vegetales y nuestras verduras no tienen minerales adecuados en ellas, como solían hacerlo. Décadas de tratamiento con pesticidas y herbicidas, y el abandono de las prácticas de permitir que los campos se encuentren en barbecho, rotar los cultivos y aumentar el suelo usando composta, han reducido significativamente la densidad de nutrientes de nuestros alimentos. Los cultivos se sustentan con fertilizantes químicos rociados sobre ellos, que no tienen la capacidad de producir vegetales y frutas con los niveles de vitaminas, minerales y enzimas que se encuentran en los cultivos orgánicos que se tratan de forma tradicional y más natural.

Son los ácidos fúlvicos y húmicos en esa materia vegetal negra descompuesta los que proporcionan los minerales necesarios en las plantas. Las plantas los necesitan, pero los humanos absorbemos los minerales de las plantas, no de las rocas o la tiza, que son de lo que están hechos la mayoría de los suplementos minerales que puedes estar comprando.

(El cuerpo humano no entiende las rocas o la tiza como alimento o medicina. Las rocas y la tiza son muy ricas en minerales, pero no son muy "biodisponibles" para nosotros. Sin embargo, los minerales en las plantas sí lo son.)

Finalmente, encontré una fuente de ácido húmico y fúlvico orgánica, concentrada y a base de plantas en las profundidades de la tierra de Texas, a partir de depósitos de plantas antiguas que aún no se han convertido en lutitas. Naturalmente también tiene muchas vitaminas y electrolitos y tiene innumerables funciones que necesito para mi CVi optimizado.

¡Usar este suplemento diario en agua alcalina limpia y remineralizada ha cambiado mi salud tanto como el cambio a alimentos integrales y en su mayoría a plantas hace años!

Al agregar un gotero a mi agua potable a primera hora de la mañana y antes de acostarme, resolví décadas de insomnio y ahora duermo como un bebé. (El sistema neurológico necesita macrominerales y minerales de trazo, en equilibrio, para realizar su trabajo. Y a las 11 p.m. el trabajo del sistema es callarse y apagarse para descansar, reconstruir y reparar. ¿Quién hubiera pensado que no podía conciliar el sueño, desde los 10 años en adelante, porque me faltaban algunas materias primas que mi sistema neurológico —¡que es eléctrico!— requiere para funcionar correctamente?)

Pensé que tenía el equivalente de un doctorado en salud, bienestar y nutrición después de tanto estudio cuando mi hijo pequeño y yo nos enfermamos tanto, y lo cambié con conocimiento y aplicación práctica.

Pero a los 42 años aprendí algo increíblemente poderoso que también ha ayudado a miles de personas desde entonces: el beneficio de agregar ácidos ricos en ácido fúlvico y húmico, electrolitos y otros nutrientes a mi agua. Era un motor de aguja necesario y un eslabón perdido.

Perdí cientos de horas de sueño, sin saber que la respuesta era tan fundamental como obtener las cantidades (¡y proporciones!) correctas de todos los macrominerales y minerales de trazo encontrados en las plantas en descomposición, que, por supuesto, son el alimento del suelo.

Es desafortunado que nuestro suelo esté tan agotado y que los químicos en nuestro aire y agua también nos roban minerales, pero me siento muy afortunada de haber descubierto una solución que funciona para compensar.

Usar este rico compuesto de ácido húmico y fúlvico, dos o tres goteros completos al día, hizo que mi pelo comenzara a crecer dos veces más rápido y más grueso. Mis uñas también crecieron, y aún crecen mucho más rápido que antes. Son gruesas y fuertes. Mi acné adulto ocasional y leve desapareció y nunca regresó, y las ojeras también desaparecieron.

Todo esto (cabello sano, uñas, piel y sistema neurológico) son funciones de los minerales. Y, de hecho, cada transacción en el cuerpo utiliza macrominerales y minerales de trazo. Están siendo utilizados por todo lo que hace el cuerpo, por lo que tenemos que mantener un abastecimiento constante. El único lugar en la naturaleza donde se encuentran todos los macrominerales y minerales de trazo que conoce el hombre está en este compuesto de tierra profunda de ácidos fúlvicos y húmicos.

Este descubrimiento ha sido un milagro en mi vida. Reemplazar los minerales en mi agua con esta fuente perfecta le da a mi cuerpo la conductividad que necesita para optimizar la energía y la productividad en la mañana y todo el día, sin anhelar estimulantes que causen caídas y agotamiento más adelante, con el círculo vicioso comenzando de nuevo todos los días.

Si deseas obtener más información, consulta "Minerales" en la página de recursos.

### Drogas y alcohol

Lo loco de escribir esta sección es que, por supuesto, voy a contarte cómo las drogas y el alcohol son negativos para ti en todos los niveles, incluso espiritualmente. Pero…

Si no lo has notado, ¡este libro entero te está enseñando cómo drogarte!

Piensa en eso por un minuto. Entiendo totalmente por qué tanta gente en el mundo moderno mira los estimulantes, el alcohol, la marihuana, los medicamentos psicotrópicos o las drogas callejeras a diario: para cambiar cómo se sienten.

Después de todo, ése es nuestro objetivo número uno todos los días: sentirnos bien en todos los niveles de la famosa jerarquía de necesidades humanas de Maslow, de la pertenencia social de nivel inferior a la autorrealización de nivel superior.

Entonces, lo que propongo es que todos queremos drogarnos. Y no hay nada de malo en eso, en principio. Pero aumentar tu CVi es algo poderoso, sostenible y saludable. Implica limpiar tus células, purificar el cuerpo físico e iluminar y disciplinar la mente. Eso es un "nivel alto" muy superior a cualquier otro, y si bien requiere un poco de esfuerzo, es todo el esfuerzo que has querido hacer de todos modos. Probablemente por años.

Claro, adormecerse bebiendo una botella entera de Chardonnay frente a la tele es más fácil. Pero es insostenible: te sientes peor por la mañana y te levantas medio kilo más pesado (nuevamente) y te sientes miserable. Y así comienza la espiral descendente.

¿Estás listo para un nuevo tipo de droga?

Casi huelga decir que el consumo de alcohol reduce la vibración. El problema, similar al del café y los estimulantes (efecto contrario, racionalidad similar para el usuario), es que altera el estado de ánimo de una manera que, durante el efecto en sí, es del todo agradable para la mayoría de las personas. Esto causa adicción y un ciclo de robarle al cuerpo su propósito superior para una solución a corto plazo.

Es el clásico ejemplo del robo del mañana para el placer de hoy, por lo que las personas que operan desde su cerebro límbico, o los jóvenes con un lóbulo frontal subdesarrollado donde ocurre el pensamiento orientado a las consecuencias, luchan con el "retraso de la gratificación". Están en mucho más peligro de caer en espiral en un estado constante de baja vibración con drogas y otras sustancias que en realidad causan daño cerebral a largo plazo, por no mencionar el conocido daño hepático.

Si bebes, incluso si no consumes lo suficiente como para "emborracharte", sabes que a la mañana siguiente te levantas sintiéndote mal. No tienes que tener resaca, dolor de cabeza e incluso vomitar, debido a la disminución de la vibración que te indica que algo —quizá no puedes señalarlo— está apagado. Lo más probable es que no tengas mucha energía y tal vez tengas un estado depresivo de bajo grado.

Éste es un buen momento para examinar por qué bebes, cuánto bebes, y si un cambio en estas prácticas valdría la ventaja que tiene para ti. La mayoría de los bebedores informa que le gustan más las interacciones sociales cuando está bajo la influencia del alcohol.

El miedo social desaparece, y la mayoría de las personas es más platicadora, amistosa y está a gusto en un grupo. Las personas que beben tienden a no preocuparse por el paso del tiempo y no miran el reloj, como lo harían durante todo el día. Simplemente disfrutan de estar tranquilos, de escapar de su estrés cotidiano adormeciéndose con la sensación de bienestar fabricada y pensando que se están involucrando de manera más significativa con la gente en una fiesta.

Por supuesto, tomar drogas ilegales, o incluso productos farmacéuticos legales, "toxificará" muchos de tus órganos y reducirá tu vibración. Y no te diría que dejes de tomar un medicamento, porque no sería ético, ya que una vez que has comenzado con ciertos medicamentos, algunos expertos dicen que deben continuarse por siempre (durante muchos años, éste fue el pensamiento predominante sobre los anticoagulantes después de un caso de trombosis, por ejemplo).

Pero algunos que sintonizan con la salud de su cuerpo aprenden sobre alternativas y equilibran sus sistemas, incluida su vibración, con poca o ninguna dependencia a las drogas químicas.

Tanto las drogas recetadas como las drogas ilegales son devastadoras para el sistema eléctrico, perfectamente ajustado del cuerpo, lo que hace que muchos órganos se peleen por encontrar el equilibrio después del desorden provocado por las anfetaminas, los opiáceos y muchos otros medicamentos. (Ten en cuenta que algunas anfetaminas y opiáceos son prescritos por médicos, mientras que otros pueden enviarte a prisión por usarlos. Es discutible si en realidad hay una distinción de riesgo de salud entre las legales y las ilegales, o si todo está relacionado simplemente con los negocios y la política y las cantidades controladas.)

El debate sobre la marihuana continúa: si es un pecado o una virtud, ya que la mota ha sido ampliamente considerada inocua, al menos en términos relativos. Quizá parte de la razón de que nuestra cultura sea cada vez más amigable con la marihuana se debe a cuán letales se han vuelto las drogas callejeras en la última década o dos. La marihuana se ve dócil en comparación. Pero las fuentes de marihuana se han vuelto más potentes y se han hibridizado, y la marihuana a menudo se corta con otros materiales, y algunas veces también es peligrosa.

El aceite de cannabis, o cannabis en diversas formas, aísla la parte medicinal de la planta, que no intoxica. Cada vez hay más evidencia de que esta sustancia de la planta de marihuana puede ser muy útil para aliviar el dolor.

Fumar marihuana es otra cosa completamente diferente. Hay muchas pruebas, acumuladas durante décadas, de que fumar marihuana causa daño cerebral lento y prolongado, y sin duda reduce la vibración. También hace que el aumento de peso sea más probable, ya que, notoriamente, si estás drogado, ¡también estás hambriento! Y agregar kilos más allá de un peso saludable invariablemente hace que tu vibración sea muy baja.

Si bien es muy posible que el alcohol sea más tóxico que la marihuana, eso no significa que fumar hierba sea un hábito saludable.

Y, por supuesto, al momento de escribir esto, también es ilegal en la mayoría de los países. Aunque creo que está en proceso de cambio a medida que más ciudadanos cabildean para legalizar la marihuana, y por el bien de tu salud, probablemente elegiría que fumaras de vez en cuando (si es legal donde vives) en lugar de beber la mayoría de las bebidas alcohólicas, ¡de todas formas es algo que debes eliminar si quieres tu CVi lo más alto posible!

## Aceites esenciales y hierbas

Las hierbas —tallos secos, raíces o flores de plantas medicinales— fueron el estándar de oro en la curación natural durante muchos años hasta hace poco, cuando se estudiaron las propiedades de los aceites esenciales y se descubrió que eran mucho más potentes que la planta entera seca.

Las hierbas son menos costosas y están disponibles en prácticamente cualquier tienda de productos naturales y en línea. La única ventaja que pueden tener sobre los aceites esenciales es que no tienes que preocuparte por qué más hay en la fórmula, además de una o varias hierbas en una mezcla.

El aceite esencial es la sustancia elemental de la planta, donde sea que esté su frecuencia más alta, se encuentra diversamente en pétalos, tallos, raíces u otras partes de la planta.

Más de 98% de los aceites esenciales en el mundo se produce para aromatizantes o perfumes, y no tiene un efecto terapéutico. A medida que el uso de aceites se haga más popular, creo que veremos menos "certificaciones" falsas y estándares de calidad más altos, debido a una mayor competencia en el mercado, y más productos orgánicos llegarán al mercado.

Creo que los aceites esenciales son tan populares porque se han comercializado como una alternativa a los productos farmacéuticos. (Y la luna de miel de los Estados Unidos con la industria farmacéutica ha terminado. Hemos observado que las drogas cobran vidas de personas cercanas a nosotros y no curan casi nada. Estamos buscando algo mejor.)

Son una manera rápida y bastante económica de elevar nuestra vibración aromática o tópicamente (o incluso internamente, en algunos casos).

Haz tu tarea y conoce qué contienen tus aceites esenciales. Muchos afirman ser "puros" cuando, de hecho, los laboratorios independientes muestran que tienen muchos químicos sintéticos en ellos. Aquellos que los venden sólo repiten la información de marketing que les dio el fabricante. Finalmente, hay aceites orgánicos certificados que salen al mercado, y cualquier cosa que no sea orgánica certificada no es más que producto de la comercialización.

Gary Young, fundador de Young Living y considerado el padre del movimiento moderno de los aceites esenciales, medía las vibraciones de éstos mucho antes de que las vibraciones llegaran a la corriente principal. Midió el aceite de albahaca a 52 Hz de frecuencia energética, mientras que otros aceites son aún más altos, incluido el aceite de rosa, que posee una increíble frecuencia de 320 Hz. No conozco ninguna otra sustancia física en la Tierra con una frecuencia tan alta.

Los aceites esenciales orgánicos, entonces, pueden ser parte de tu estrategia para aumentar tu CVi. Con las plantas de alta vibración como fuentes primarias de alimentos, es posible que desees considerar tener a la mano aceites vegetales orgánicos de alta energía como medicina también.

El mundo de las plantas posee la llave de muchos compuestos antiinflamatorios naturales, compuestos de base e incluso compuestos citotóxicos selectivos de células que eliminan células cancerosas pero no células sanas.

El mundo de las plantas proporciona muchas soluciones que los seres humanos y otros seres vivos pueden aprovechar para resolver problemas y mantener la salud. Después de todo, el padre de la medicina moderna, Hipócrates, dijo: "Dejen que la comida sea su medicina, y la medicina su comida". Nos hemos desviado de la idea de que las plantas son nuestra medicina, dado el descubrimiento de que alterar químicamente una sustancia vegetal puede darte mil millones de dólares.

(También es cierto que las drogas sintéticas, casi de manera generalizada, dañan tu vibración, ya que no son sustancias naturales y tienen frecuencias muy bajas. Tu cuerpo no asimila o elimina productos químicos de manera eficiente o completa, y los residuos se acumulan en tus órganos y tejidos y causándote problemas de salud.)

La industria de aceites esenciales actualmente alcanza los cinco mil millones de dólares y se prevé que será de 12 mil millones de dólares en 2025. Me preocupa que, colectivamente, pasemos de la creencia de que un medicamento sintético resolverá todos nuestros problemas a una creencia ligeramente revisada de que una botella de aceite resolverá todos nuestros problemas.

Nuestro enfoque básico debe ser una dieta orgánica, principalmente a base de plantas, de alimentos integrales. Muchos de nosotros, en la era de las soluciones rápidas, simplemente queremos algo que no requiera ningún esfuerzo de nuestra parte.

Entonces, aunque los aceites esenciales pueden ser útiles, espero que no los veas como la nueva "píldora para cada enfermedad".

El aceite de rosas de 320 Hz es muy caro, por supuesto, y es un perfume encantador. Pero los aceites esenciales van desde 50 Hz hasta más de 300 Hz, según la investigación de Young, y dado que los aceites son la parte energética más alta de la planta, se trata de una concentración en alta vibración y puede ser una parte útil de tu objetivo para mejorar tu conexión a tierra y tu frecuencia alta, constante y estable.

## Café, cafeína y otros estimulantes

Si un estado de alta vibración sigue siendo un poco como un unicornio para ti y no lo estás experimentando de manera regular, puedes pensar que es similar a la forma en que te sientes con los estimulantes.

La vida de alta vibración es bastante diferente: más tranquila, más estable, pero energizada. Por el contrario, la aceleración de la cafeína del café o del refresco es frenética, y es posible que te sientas nervioso, irritable o ansioso, además de la inevitable crisis posterior.

Dejemos la cafeína en bebidas gaseosas y energéticas altamente antinaturales en una categoría aparte, donde reconocemos que no sólo reduce la vibración sino que también te enferma, llena tus células de basura y daña tu sistema nervioso con químicos neurotóxicos que se acumulan en el cuerpo, el cerebro, y causa dolores de cabeza cuando te desintoxicas.

Las bebidas gaseosas y energéticas se tienen que ir definitivamente, pues hay una docena de otras sustancias químicas tóxicas peor que la cafeína en esas bebidas.

El café, sin embargo, es considerado algo indispensable por muchas culturas, y no creo que tenga éxito en convencer a muchos de mis queridos lectores a renunciar a él. Así que voy a tratar de ponerlo en su lugar, sopesando sus aspectos positivos y negativos, y luego voy a darte algunos consejos para mitigar los aspectos negativos de beberlo.

El café está muy debatido en el espacio de bienestar en este momento. Con todos los compuestos ácidos que contiene, así como micotoxinas (mohos) y mucha cafeína, sin mencionar los productos lácteos y azúcar refinada o edulcorante químico que la mayoría de la gente agrega, no estoy de acuerdo en que sus virtudes superen sus riesgos para la salud.

Por supuesto, ha surgido una gran cantidad de publicidad positiva sobre el café en los últimos años, y eso debe verse como lo que es: una copia de marketing que aparece en los medios porque las empresas con fines de lucro lo llevan allí.

Es cierto que hago más cosas las veces que bebo una taza de café. También puede ser cierto que dilata las venas y conductos que causan que elimines con más frecuencia y de manera más completa.

Sin embargo, cuando confías en los estimulantes a menudo, estás tomando prestada la energía del mañana para hoy, y tienes que continuar con el hábito que es, por definición, una adicción.

Cuanto más libre eres de las adicciones de todo tipo, cuanto más controlas tus propias energías, más capaz serás de vivir con alta vibración.

Si vas a tomar café (y no creo que elegir descafeinado realmente marque la diferencia, ya que es tan ácido e incluso más procesado, y todavía contiene algo de cafeína), aquí hay nueve consejos para minimizar los efectos de la cafeína de tu hábito de beber café:

1. Beber mucha agua. A veces estamos cansados simplemente porque estamos deshidratados (lo que el café/cafeína puede causar, ya que actúa como un diurético). El agua ayudará a eliminar la cafeína, rehidratarte y restaurar los minerales que la cafeína puede agotar. Si necesitas café u otra fuente de estimulantes para ser productivo, considera aumentar la ingesta de agua y ver qué sucede. O, al menos, si vas a tomar café, bebe también una taza de agua con ácidos húmicos y fúlvicos.
2. El ejercicio también puede ayudar a eliminar la cafeína de tu cuerpo y ayudarte a quemar la energía nerviosa que causa. Las actividades aeróbicas como nadar, andar en bicicleta, trotar, caminar, bailar zumba y practicar yoga caliente funcionan mejor.
3. Si bebes más de una o dos tazas de café al día, ¿qué sucede si disminuyes la cantidad y la reemplazas con un té verde mucho más saludable? El té verde es una de las bebidas antioxidantes más altas, lleno de catequinas y otros micronutrientes, y también contiene cafeína natural. Algunos estudios han sugerido que las catequinas, que son compuestos antioxidantes, pueden ayudar a reducir el riesgo de algunas enfermedades, como los problemas de salud cardiovascular y oral, el Alzheimer y ciertos cánceres. Algunos también sugieren que ayudan a promover la pérdida de peso, reducir la grasa corporal y mejorar los niveles de triglicéridos.
4. Si aceptas el desafío que te doy en este libro de tener siempre a la mano jugo verde o licuados verdes, considera tomar un vaso de jugo verde antes de tomar tu café. De esta forma, al menos proporcionas alcalinidad significativa para amortiguar los ácidos fuertes del café.
5. La cafeína filtra las vitaminas del cuerpo, así que consume tus vitaminas o un buen suplemento vitamínico. Debido a que la cafeína altera los niveles de sangre total, plasma y leucocitos que están regulados por la vitamina C, es especialmente importante obtener cantidades suficientes de esa vitamina a través de suplementos o alimentos cítricos.

6. Prueba quitar el azúcar y los lácteos o la crema no láctea procesada. En cambio, ¿qué tal aligerar el café con una cucharada o dos de leche de coco entera, que proporciona excelentes triglicéridos de cadena media que son excelentes para la salud cerebral, y agregar un gotero lleno de stevia líquida o una cucharada de azúcar de coco orgánica sin procesar? Otras opciones son la leche de almendras, la leche de nuez de la India y cualquier otra leche de nueces o semillas. Y otros edulcorantes incluyen xilitol (aún muy procesado pero con poco impacto en el azúcar en la sangre), miel natural y néctar de coco.
7. Usa café orgánico de una sola fuente, que no te dará esa sensación de nerviosismo y se cultiva de manera sostenible y responsable. ¡Evita Starbucks y las otras cadenas de café como la peste! Incluso su leche de coco está llena de ingredientes de mala calidad, su té chai es sólo una mezcla azucarada, sus cafés son de bajo grado, y los sabores de jarabe son realmente malos para ti. Estas cadenas pueden ser convenientes, pero no ayudan a mejorar tu salud y felicidad a través del aumento de tu frecuencia.
8. Come alimentos saludables para ayudar a tu cuerpo a absorber y descomponer la cafeína. Comer granos enteros y verduras de hoja ayuda enormemente a este proceso digestivo, y también ayuda a recuperar el magnesio muy importante en el cuerpo que la cafeína reduce.
9. Toma un suplemento que funcione para mitigar los efectos negativos del café/cafeína. La L-teanina ayuda a normalizar las ondas cerebrales alfa, que se agitan cuando estamos nerviosos, ansiosos o acelerados (efectos secundarios comunes de la cafeína), y también nos ayuda a relajarnos, lo que provoca una sensación de calma y bienestar general.

## Contaminación *vs.* oxígeno y aire limpio

Muchos de nosotros vivimos en ciudades, y es inevitable concluir que con millones de automóviles y tanta industria, el aire que respiramos no está limpio. No voy a llevarnos a través de una letanía deprimente de todos los productos químicos que seguramente respiramos, tanto en interiores como en exteriores.

Yo vivo en lo que es, al menos por un puñado de días al año, una de las áreas metropolitanas más contaminadas del mundo. Los valles de Utah y Salt Lake experimentan un fenómeno llamado inversión térmica, en el que el aire caliente atrapa el aire frío en el valle, generalmente durante el invierno. Hasta que un fuerte viento o tormenta despeje el aire, estamos atrapados en semanas de contaminación cada vez más pesada.

Compro un pase de temporada al Sundance Mountain Resort para esquiar, pero eso me saca del aire sucio durante unas pocas horas a la vez, en Provo Canyon. Y deja a mis hijos, en la escuela o en el trabajo, en la contaminación, lo cual me preocupa.

Éste es uno de los más difíciles, ya que es complicado evitarlo y es difícil de mitigar. Me gusta planificar mis vacaciones en lugares cálidos o limpios (como Hawái o los Alpes) durante los meses de invierno cuando es probable que haya alguna inversión térmica.

Mi madre solía decir: "Hago todo lo que está en mi poder, y luego oro para que la gracia me lleve el resto del camino." Ella dijo esto con respecto a cómo vivió al enviar a cada uno de sus ocho hijos al mundo, algunos de ellos tomaron malas decisiones y todos ellos se encontraron con peligros todos los días. Lo puso en las manos de Dios, pero primero tomó precauciones para enseñarnos y nos armó de todas las maneras posibles.

El miedo es muy poco útil para la vibración, así que aunque no me gusta esta cosa sobre el lugar por demás espectacular en el que vivo y crié a mis cuatro hijos, me doy cuenta de que la vida tiene riesgos, y elijo sentir, reflexionar y tener pensamientos de salud, empoderamiento y pureza.

Todos los días, cuando tengas la oportunidad de estar afuera y cuando vayas a practicar yoga, haz 30 respiraciones profundas. Aumentará tu capacidad pulmonar, después de que hayas hecho esto de forma regular durante un tiempo. Esto le da oxígeno a tus bronquiolos, las vías respiratorias más diminutas en los pulmones; imagínalas limpiando mientras exhalas y te sonrojas.

Cuando siento ansiedad o miedo, hago varias respiraciones profundas, recordándome que "la respiración convierte el miedo en excitación". Me ha sorprendido cómo esto despeja mi ansiedad y aumenta mi vibración, y puedo seguir adelante con energía limpia usando una técnica tan simple.

Beber mucha agua, alejarse a donde el aire está limpio y hacer 30 respiraciones profundas una vez al día tendrá un efecto atenuante sobre la contaminación del aire que te ves obligado a respirar.

Y ten por seguro que rezaré, por ti y por mí, y por nuestros hijos, por que esto sea suficiente. La oración, después de todo, es una de las mejores herramientas vibratorias que tenemos.

*Capítulo 6*

* * * * * * * * * * * * * *

# Alimentos que elevan (y disminuyen) la vibración

Para darte un poco de inspiración y una sugerencia de cuán amplio es el espectro de formas en que puedes cambiar tu CVi usando alimentos, he recopilado una variedad de datos en la siguiente gráfica de barras sobre las comidas, emociones y sustancias de más alta y baja vibración, que se pueden medir en hercios. (Diferentes científicos han medido la vibración en otras unidades, pero debido a que es la más familiar, utilicé datos sólo de aquellos que se miden en Hz.)

Los siguientes puntos de datos fueron documentados por el difunto Bruce Tainio, utilizando su sistema de monitoreo de frecuencia BT3.

Un ser humano saludable mide de 62 a 68 Hz. Recuerda ese rango, porque será tu punto de referencia para lo que explicaré a continuación.

Los seres humanos extremadamente dotados y productivos se han medido a más de 80 Hz. Los hercios más altos están asociados con la salud y la felicidad, y los más bajos están relacionados con estados de enfermedad, depresión y ansiedad, y bajos niveles de energía.

Tainio hizo estos descubrimientos:

- Las células humanas mutan cuando su frecuencia cae por debajo de 62 Hz.
- Los humanos con resfriado o gripe tienen 58 Hz de energía medida.

- Un crecimiento excesivo de levadura Cándida hace que la gente baje a 55 Hz.
- Un paciente con virus de Epstein-Barr tiene una frecuencia de 52 Hz.
- Un paciente con cáncer a menudo tiene una frecuencia de 42 Hz o menos.
- El proceso de muerte comienza, para un ser humano, cuando la frecuencia se mide a 25 Hz.
- El pollo y la carne de res sólo tienen 2 Hz de energía. (Después de todo, son carne muerta, y por lo general han estado muertos durante mucho tiempo cuando los comen.)
- ¡Las verduras tienen de 70 a 90 Hz de energía!

¿Recuerdas lo que dije al principio de este libro sobre el cuarto principio que debes entender al analizar la energía y su impacto en tu vida? *Una sustancia con una frecuencia más alta puede hacer que la vibración de una sustancia de baja frecuencia aumente.*

¡Éstas son fabulosas buenas noticias! ¿Ya estás celebrando? ¿Listo para poner esto en práctica?

Deberías estarlo, porque lo que esto significa para ti, no importa cuán cansado, enfermo y deprimido estés actualmente, es que puedes cambiar esos estados inferiores.

Literalmente el solo hecho de estar en presencia de personas de alta vibración mejora tu propia energía.

La aplicación de un aceite esencial de alta vibración en la parte inferior de los pies, que se absorbe instantáneamente en el torrente sanguíneo, puede elevar tu vibración. Y al tomar un jugo verde, ¡cuidado, mundo!

Como oradora pública, puedo, sólo con palabras y energía, transformar completamente la electricidad en la sala y subir virtualmente a todos los que están allí por muchos hercios. Así son las palabras poderosas, las combinaciones de palabras y los pensamientos positivos. No son nada más y nada menos que energías.

Ahora que piensas en ellos de esa manera, puedes ver cómo ser un agente poderoso para bien o para mal.

Esta gráfica de barras de ninguna manera muestra todas las medidas conocidas de frecuencias de sustancias, emociones y alimentos, pero te da una idea de cuán poderosas son las diferencias entre los malos y los buenos.

Espero que pases unos minutos con esta tabla y consideres cuánto tiempo y energía mental pones en miedo e ira *vs.* amor y paz. ¿Cuándo fue la última vez que tomaste un vaso de jugo verde *vs.* un filete o pechuga de pollo? ¿Cuándo fue la última vez que usaste un medicamento para tratar un síntoma *vs.* un aceite o hierba esencial?

Sólo una más: ¿cuándo fue la última vez que hiciste 30 minutos de yoga frente a adormecerte viendo otra comedia de terror o serie dramática sarcástica en la televisión?

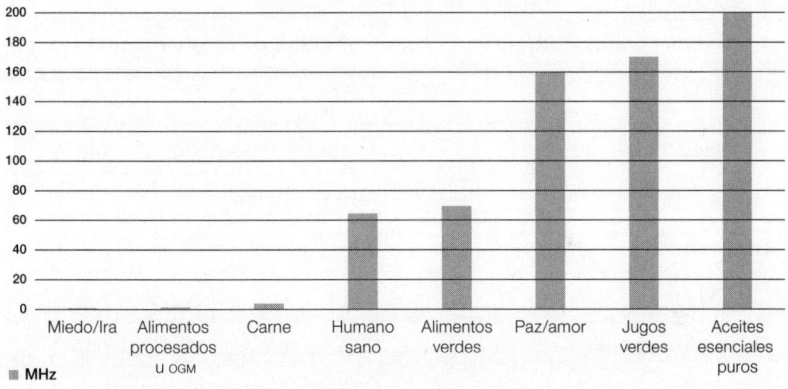

La sorprendente noticia aquí es que no necesitas un lector de frecuencia eléctrico complicado para saber si te encuentras en un estado de alta vibración. Lo sabrás, porque simplemente te sentirás increíble. Intuitivamente has sentido las energías toda tu vida, ya sea que hayas usado esas palabras o no.

Cuando descubras el poder de sintonizar y poner a punto tus propias energías y las de los demás, querrás contarle al mundo al respecto. (¡Ahora sabes por qué escribí este libro!)

Deberás documentar cómo y por qué todo tu ser se siente cargado eléctricamente y, por lo tanto, vivo. Querrás volver, una y otra vez, a este lugar de frecuencia energética óptima y convertirlo en tu zona. Es tu propio CVi óptimo.

Escribí este libro para que aprendas a conocer tu CVi, cómo lograrlo y cómo protegerlo. Por ahora, comienza a ser consciente de ello: cuándo es bajo, cuándo es alto y por qué. Obtendrás mucha conciencia sobre cosas que no entendiste antes que afectan tu frecuencia eléctrica todos los días.

## Plantas *vs.* animales, alimentos vivos *vs.* alimentos procesados, y otras comparaciones

Analicemos la vibración de las plantas *versus* los alimentos de origen animal, y los alimentos vivos, crudos y procesados, así como muchas otras opciones examinadas por su efecto sobre la energía vibratoria humana.

| Alimentos de alta vibración | Alimentos de baja vibración |
|---|---|
| Verduras | Refrescos |
| Vegetales | Alimentos procesados o enlatados |
| Frutas | Azúcar y harina |
| Legumbres | Carne animal y productos lácteos |
| Granos enteros | Café |
| Nueces y semillas | Endulzantes químicos (Splenda, Canderel, etcétera) |

En resumen, la dieta de mayor vibración contiene muchas plantas, como se muestra en la pirámide siguiente. Si bien no muestra productos de origen animal, si vas a comerlos, asegúrate de que sean de campo abierto, capturados en libertad, alimentados con pasto u orgánicos. Cuando como productos de origen animal, proceden de fuentes limpias que sé que tienen efectos sobre la salud específicos y bien documentados, como el kéfir orgánico hecho en casa por sus probióticos o el caldo de huesos por su colágeno y efectos positivos para la salud digestiva. E incluyo una ensalada o jugo verde en casi todas las comidas, para las enzimas y los micronutrientes que necesito para equilibrar las proteínas de los animales o las comidas menos ideales y mantener mi vibración alta.

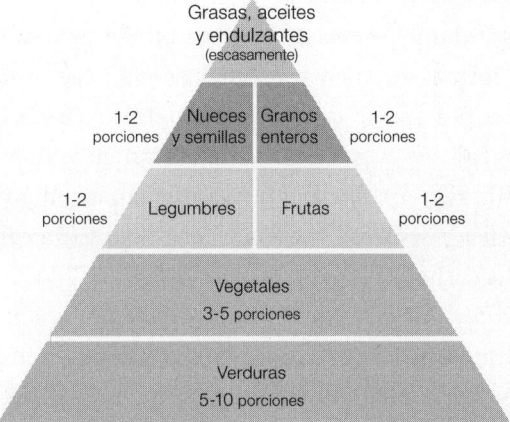

Muchas personas que intentan seguir un programa para estar más saludables accidentalmente terminan en un estado de baja vibración porque la mayoría de las dietas son en realidad de muy baja frecuencia. Un buen ejemplo de esto son los licuados y barras de proteína de suero de leche procesados que los fisicoculturistas y competidores de *fitness* comen mucho porque están realmente preocupados por maximizar las proteínas y minimizar los carbohidratos, que es una forma de baja frecuencia para comer, causando un rápido envejecimiento debido a la falta de micronutrientes en sus dietas de exceso de proteínas.

Puedes notarlo si observas su cara: echa un vistazo a los videos de YouTube de los competidores de *fitness*, especialmente los hombres, que no pueden cubrirlo con maquillaje. Suelen aparentar 10 años más de edad de lo que realmente tienen debido a la dieta típica de los fisicoculturistas.

Claro, pueden tener músculos enormes, por lo que de alguna manera son fuertes. Pero he hecho pruebas musculares en hombres que tienen 45 kilos más de músculo que yo, y se vuelven totalmente débiles mientras pruebas la energía que pasa a través de sus músculos cuando pones un bistec cocinado, o un teléfono celular, o una foto de su exesposa en sus manos.

El punto es que no eres realmente fuerte si no obtienes suficientes antioxidantes para lidiar con todos los radicales libres que son los subproductos de tu estrés musculoesquelético y la dieta procesada y muerta en la que te encuentras.

Las formas altamente energéticas para perder peso son mucho mejores que las formas de baja vibración. La dieta estadounidense estándar es la peor, por supuesto. Pero justo detrás están la dieta Atkins, la dieta cetogénica que está en este momento en tendencia (una variación de Atkins, pero con una nueva preocupación por las grasas), y —no me odien por esto— la dieta paleo. (Sólo si interpretas el paleo como "mucha carne".)

Los estudios muestran que las personas que siguen la dieta paleo comen aproximadamente entre 20 y 60% de proteína animal, en comparación con el estadounidense promedio, cuya dieta incluye alrededor de 20%, o un vegetariano saludable que obtiene un 10% de proteína. Algunas personas que dicen comer paleo comen quinoa, frijoles, muchas verduras y vegetales, y menos carne, pero la gran mayoría consume cantidades excesivas de carne.

Al menos los amantes del paleo evitan los productos lácteos y los alimentos refinados, estamos absolutamente de acuerdo en eso, los defensores del paleo y yo. Pero si observamos objetivamente la premisa misma de esta dieta, la mayoría de los humanos de la era Paleolítica comía la carne de mamuts, que están extintos, si es que tuvieron acceso a carne, y muchas bayas y vegetales que ya no están disponibles miles de años después. Muchos humanos de la era Paleolítica cultivaron y comieron granos en otoño y en invierno.

Soy amiga de hacer la dieta paleo si los que la siguen disminuyen el consumo de carne, y algunos lo hacen. (Muchos humanos de la era Paleolítica en realidad comían una dieta basada en plantas.)

Cada cinco o siete años llega una nueva moda gastronómica impulsada por la industria alimentaria. No apostaría la granja a ninguno de ellos. Hay una mejor manera de comer.

No orillo a la gente hacia una dieta vegetariana o vegana, aunque eso se asemeja más a mi propia dieta. Admito que la dieta 100% vegetariana de mi propia hija pueda necesitar algo de B12 y suplementos de ácidos grasos esenciales, por ejemplo, y tal vez algo que proporcione colágeno, como caldo de huesos.

Millones de personas comen una dieta vegetariana en todo el mundo sin suplementos (especialmente en África, India, China, el sudeste de Asia y Centroamérica). Pero en el mundo moderno, muchos de nosotros tenemos déficits relacionados con suelos mermados u otros problemas con el microbioma (en el intestino humano) y las toxinas en nuestro aire y agua que, en nuestro interior, causan problemas metabólicos.

En lugar de adoptar cualquier moda, espero que si consumes proteínas animales, sólo comas huevos de gallinas camperas, salvajes, no transgénicos y cortes orgánicos de carne, y que evites los productos lácteos (excepto fermentos hechos de leche orgánica) como la plaga que son. Y espero que los vegetales crudos, algunas frutas y algunas nueces, semillas y legumbres constituyan la mayor parte de lo que hay en tu plato.

Creo que la biodiversidad es fundamental.

Consideración: cada uno de nosotros tiene una composición genética diferente, y algunos pueden obtener buenos resultados con una dieta alta en proteínas, mientras que a otros les va mejor con una dieta vegetariana. De hecho, las personas en todo el mundo prosperan en ambos extremos del espectro: las personas que comen una cantidad significativa de proteína animal y vegetarianos. Alejarse de los dogmas y simplemente observar los datos nos lleva a esta conclusión muy evidente: evitar los alimentos procesados y comer muchas plantas parece ser el hilo común en las dietas saludables donde hay poca enfermedad asociada.

Todos nosotros, independientemente de nuestra diversidad biológica, necesitamos comer más verduras. Necesitamos comer más ensaladas y más vegetales; más leguminosas fibrosas como arvejas, lentejas y frijoles, y más granos sin gluten o con bajo contenido de gluten o sin hibridar o semillas (que se parecen a los granos y se cocinan como ellos), como la espelta, el mijo, el amaranto, la quinoa, el bulgur, el teff y el KAMUT.

## Un nuevo paradigma para pensar en la comida

En este capítulo también discutiremos las formas en que valoramos actualmente la comida, y quién nos enseñó a pensar de esta manera. (Sugerencia: La industria alimentaria está impulsada por las ganancias, al igual que la industria farmacéutica, y los dogmas que te han enseñado sobre los alimentos van desde alarmantes, en el mejor de los casos, hasta directamente dañinos.)

Te ayudaré a descubrir que el nivel de vibración que resulta de las elecciones dietéticas y de lo que pasas tiempo pensando puede ser mucho más poderoso de lo que piensas actualmente. Estoy hablando de tus patrones de pensamiento en tu tiempo libre, cuando conduces, cuando te estás bañando, cuando paseas al perro.

Esto es cuando tienes todo tu cerebro disponible para ti, tu tiempo libre, y puedes usarlo para subir mucho de nivel. Esto es completamente diferente a estar inmerso en un proyecto en el trabajo, donde estás aprovechando una parte específica de tu cerebro.

Hay momentos en tu día en que usas todo tu cerebro, y, por desgracia, muchos de nosotros estamos usando ese tiempo, mentalmente, para destruirnos poco a poco.

El nivel de vibración que resulta de varias opciones en tu dieta y en tu vida cotidiana puede ser la forma más relevante y útil de pensar en las consecuencias de esas elecciones. Después de haber leído este libro, debes cambiar para siempre la forma en que observas todas las decisiones pequeñas y cotidianas que tomas, la manera en que utilizas tu tiempo, las formas en que eliges medicarte y los alimentos que seleccionas para tus comidas. Tendrás un nuevo constructo y un nuevo lenguaje para evaluar el impacto de esas elecciones en tu calidad de vida.

Sin embargo, las industrias nos hacen desviar la atención condicionados a creer en formas de medir los alimentos, las elecciones y los planes dietéticos que no nos sirven, incluido tú, probablemente.

### Más útil y sostenible que contar calorías

Por ejemplo, examinemos el concepto contar calorías. Ésta es una manera válida pero no particularmente útil para analizar la elección de alimentos. La idea es evitar los alimentos con alto contenido calórico si estás tratando de perder peso, y los alimentos con alto contenido calórico deben buscarse si estás tratando de ganarlo.

Esto es problemático por una variedad de razones. En primer lugar, el conteo de calorías no tiene en cuenta las otras propiedades útiles que puede tener un alimento, o lo contrario, una ausencia total de "valor alimenticio" más importante.

Supongamos que evalúas alimentos basados en calorías, siendo malas las calorías altas y buenas las calorías bajas, como lo hemos hecho durante décadas en el programa Weight Watchers y muchas otras filosofías de dieta, de hecho, la mayoría. En esta construcción, los aguacates son un mal alimento. Pero la realidad es que los aguacates son uno de los alimentos más perfectos conocidos por el hombre.

Si tuviera que elegir tres alimentos para el resto de mi vida en una isla desierta, los aguacates sin duda serían uno de ellos. No sólo son deliciosos, sino que también tienen los tipos de grasas más beneficiosas y que queman grasa que el cuerpo necesita para un sistema neurológico saludable, así como también un corazón saludable que te funcionará bien hasta que tengas 100 años.

Si las calorías son la forma de evaluar los alimentos, generalmente evitarás las grasas por completo, ya que tienen más calorías por gramo que los carbohidratos y las proteínas.

En la década de 1980 evitamos las grasas por completo como sociedad, en detrimento de nuestra piel, nuestro cerebro y sistema nervioso, y en realidad, la salud, flexibilidad y longevidad de cada una de nuestras células, cada una de las cuales está protegida por una membrana lipídica hecha de los constituyentes de las grasas. Las personas que evitan las grasas están envejeciendo más rápidamente de lo necesario.

Lamento profundamente haberme enamorado de ese culto a la comida cuando era muy joven en la década de 1980. Ser engañada por la industria alimenticia en ese entonces es parte de por qué estoy en la misión de educarte contra las trampas futuras garantizadas del oligopolio de la industria alimentaria. Te enseña todo lo que está en su agenda de marketing, no la verdad.

Si te mantienes alejado de los alimentos ricos en calorías, evitarás los frutos secos, las semillas, el aceite de coco prensado en frío, el aceite de oliva extravirgen y la mantequilla (uno de los pocos productos lácteos que tiene beneficios para la salud) y qué vergüenza sería. Éstos son alimentos que tienen virtudes importantes que no se pueden obtener en los mundos de proteínas y carbohidratos.

Permíteme darte otro ejemplo de cómo la obsesión por las calorías te llevará por mal camino, si ése es tu estándar de oro en la evaluación de opciones en el supermercado.

Considera una bolsa de papas fritas "bajas en calorías": pueden ser principalmente aire, pero también están hechas de maíz modificado genéticamente, sal refinada tóxica y aceite diluido y altamente refinado. Todo sobre ellos disminuye la vibración y causa un mayor riesgo de enfermedad. Es un alimento falso, procesado e inútil. Pero es bajo en calorías, y muchos estadounidenses, a los que se les enseñó a evaluar alimentos basados únicamente en calorías, lo consideran saludable.

Y si lees el paquete, es posible que hayan puesto alguna versión procesada de "proteína" en el producto, y el paquete puede mostrar lo que alguien te dijo que es una proporción óptima de proteínas, grasas y carbohidratos. No importa que no haya un solo ingrediente natural en estas papas.

¡Ah, y el tamaño de la porción también puede ser manipulado, como si alguien realmente comiera seis papas y guardara la bolsa! Mantener los tamaños de las porciones excesivamente pequeños puede hacerte pensar, al analizar las calorías y el desglose de proteínas/grasas/carbohidratos, que lo estás haciendo muy bien.

Entonces ¿por qué todavía tienes 10 kilos de sobrepeso, estás cansado todo el tiempo y tienes el pensamiento nublado todos los días?

Prefiero que comas un refrigerio con más calorías y comida entera que un bocadillo con malta de maíz, sal refinada y azucarada de una bolsa de un supermercado que dice "bajo en calorías" o "bajo en grasa".

Aquí hay otro ejemplo. Conozco a varias madres cuyos hijos muy pequeños padecen insuficiencia ponderal. A veces tienen asma grave, como lo tuvo mi hijo, y toman muchos medicamentos que afectan su apetito. Otros son diagnosticados vagamente con "falta de crecimiento" y simplemente no están creciendo, y nadie sabe por qué.

En cada caso, los médicos les dijeron a las madres que les dieran a sus hijos mucho helado y otros alimentos grasos no deseados.

Esto revela la ignorancia de la profesión médica sobre las consecuencias de nuestra nutrición en nuestra salud más allá de simplemente "calorías ingeridas, calorías consumidas". No todos los médicos y enfermeras, por supuesto, están exclusivamente obsesionados con las calorías y los macronutrientes, pero los que no aprenden más cosas fuera de lo que se les enseña en la escuela de medicina a menudo lo están. (Un estudio reciente muestra que el conocimiento de los médicos sobre la nutrición es aproximadamente el mismo que el de la persona promedio en la calle.)

Para un niño asmático, no hay nada peor que alimentarlo con productos lácteos llenos de azúcar y hormonas y los antibióticos que se les dan a las vacas. La molécula de grasa de la leche de vaca es demasiado grande para atravesar fácilmente la membrana semipermeable humana, lo que hace que el cuerpo produzca moco para expulsarla. Por lo tanto, los productos lácteos como el helado reducen las vibraciones, forman moco, son alimentos deficientes para el bebé humano, especialmente uno que lucha para lograr un peso normal.

La cantidad de grasa en los alimentos y su densidad calórica no deberían ser los únicos factores que consideremos al alimentar a nuestros hijos. ¿Qué pasa con los micronutrientes: enzimas, vitaminas, minerales y fitoquímicos? ¿Qué hay de la fibra? ¿Qué pasa con los colores vibrantes (que son evidencia de antioxidantes neutralizantes de radicales libres) y qué tan naturales y sin procesar son esos alimentos?

No creo que te sorprenda cuando te señalo que los alimentos que son altos en micronutrientes y fibra, de color brillante y sin procesar son los alimentos que también aumentan la vibración.

La industria de alimentos procesados nos ha enseñado a pensar en calorías, gramos, las proporciones de los tres macronutrientes y tamaños de porción. Y no sólo es complicado el sistema, sino que nos da un desafío interminable (contar, medir, obsesionar); ni siquiera nos sirve. Estamos más gordos que nunca y tenemos epidemias de enfermedades cardiacas, cáncer, diabetes y enfermedades autoinmunes, todas relacionadas con el estilo de vida y la dieta.

Cuando nos enfocamos en la energía vibratoria de los alimentos que elegimos, literalmente construimos nuestras células con materiales de mayor calidad, por lo que se deduce que esas células pueden funcionar mejor. Vibran a mayor velocidad y son más impermeables a los agentes causantes de cáncer.

Y recuerda, *los iguales se atraen*. Entonces, cuando construyes tus células con materiales de mayor calidad, te atraen los alimentos de mayor calidad. ¿Has oído hablar de la espiral descendente? Esto es lo opuesto a eso: ¡la espiral ascendente! Construyes tus células con mejores materiales, y luego te atraen enérgicamente materiales de mejor calidad (alimentos), y así sucesivamente, hasta que operas en un bello estado de alta vibración.

Entonces no estás luchando contra los constantes dilemas internos por querer café, donas, cigarros, alcohol, refrescos y papas fritas. (Acabo de nombrar posiblemente las seis cosas de vibración más baja que mucha gente consume.)

Las personas de alta vibración simplemente no se sienten atraídas por esas cosas. Si te atraen esas cosas, no te sientas mal; es un viaje, no un destino, y nadie es perfecto. Elevar tu vibración es un proceso gradual.

Y prometo, si sólo te comprometes con el viaje y la mejora, un día en un futuro no muy lejano, las cosas que te tientan a diario en este momento no serán un problema. Cuando des varios pasos en el camino desde donde estás ahora, ¡ni siquiera te apelarán!

En mis veintes, viviendo mi "vida de baja vibración", comía una bolsa de York Peppermint Patties (un dulce de menta cubierto con chocolate) cada dos días. (Como guiño a eso, publiqué un video realmente divertido en la página de recursos que hice con el comediante "Ultra Spiritual" JP Sears, en el que golpea una bolsa de York Peppermint Patties de mi mano mientras me enseña a hacer un licuado verde con un pedazo de tapete de yoga mezclado en él.)

Por un tiempo, comí tres donas de chocolate cubiertas de glaseado de una caja de seis paquetes todos los días. Jarabe de maíz, productos químicos, aceites refinados, azúcar: todo a su alrededor contribuía a mi baja vibración. Fue mi regalo diario, mientras mis hijos pequeños tomaban una siesta.

Ni siquiera puedo recordar la última vez que comí una dona o una York Pattermint Patties. Lo mismo ocurre con el helado de Ben and Jerry's que mi entonces marido y yo comíamos sentados en un sillón La-Z-Boy todas las noches mientras estaba embarazada, viendo la televisión.

Ninguna de esas cosas me atrae ahora. Esto es algo para celebrar, cuando los alimentos que perjudicaron tu salud y que tuvieron poder sobre ti durante muchos años ya no existen. Ése es uno de los muchos triunfos de progresar hacia una vibración cada vez más alta.

En resumen, quiero dejarte con este importante pensamiento con respecto a la forma en que te han enseñado a evaluar los alimentos:

¿Qué pasa si las cualidades energéticas, o energía vibratoria, de los alimentos que elegimos tienen mucho más que ver con nuestra salud y bienestar que las calorías, los macronutrientes y los tamaños de las porciones?

### Más útil y sostenible que la obsesión por los macronutrientes

Todos en el mundo occidental con educación básica saben que la comida está compuesta de grasas, proteínas y carbohidratos. Si eso es todo lo que sabes sobre la comida, académicamente, al menos lo sabes.

Éste es el concepto por el cual entendemos la comida, y eso es así porque la industria de alimentos de millones de dólares quiere que nos centremos en esto, como una pista falsa, por lo que no podemos llegar fácilmente a la conclusión de que lo que la gran mayoría de los comercializadores nos está vendiendo en realidad es bastante dañino.

De esta forma, las grandes compañías pueden simplemente manipular macronutrientes, cambiar las recomendaciones cada década o más y reinventar todo. Nosotros, los pobres consumidores, revisamos las etiquetas de los envases en la tienda, como nos han enseñado, para evaluar si la "comida" tiene suficiente proteína y es lo suficientemente baja en carbohidratos y calorías. Nos quedamos allí, sintiendo la ansiedad sobre si los gramos de grasa son demasiado altos. Si las proporciones son correctas.

Aquellos de nosotros que vivimos a través de la década de 1980 todavía podemos tener todo tipo de molestias sobre los alimentos con alto contenido de grasa. (No importa que algunos de los seres humanos más perfectamente proporcionados que alguna vez hayan caminado por el planeta se encuentren en el Pacífico Sur, donde, al comer sus alimentos nativos, su dieta es de aproximadamente 65% de grasa. No estoy hablando de los isleños del Pacífico que viven en ciudades occidentalizadas; me refiero a aquellos en áreas indígenas donde no se importan muchas cosas de Estados Unidos, si es que importan alguno de sus alimentos, y los que se importan, no los pueden pagar o no les interesan. Estas personas no tienen sobrepeso.)

En la década de 1980 la brillante estratagema de la industria alimenticia era vilipendiar la grasa. Por lo tanto gastamos más de mil millones de dólares al año en alimentos bajos en grasa y sin grasa. Desafortunadamente, después de muchos años y miles de millones de dólares de nuestros bolsillos descubrimos que ésta era una idea terrible para nuestra salud. Sólo aprenderíamos a través de la experiencia dura que nuestra salud neurológica se ve perjudicada por la falta de grasas saludables y no procesadas en nuestra dieta. El tipo que se encuentra en las nueces, las semillas, el aceite de oliva extravirgen muy verde, e incluso los aceites tropicales muy difamados, ¡incluido el aceite de coco con grasa saturada!

Aprendimos que todo lo que pensábamos que sabíamos sobre la grasa era incorrecto.

Tenemos que agradecer al oligopolio de la industria alimentaria por eso. ¿Se reformaron? ¿Nos están enseñando la verdad, toda la verdad y nada más que la verdad?

Lamentablemente no. No lo hicieron, incluso después de que la ciencia los alcanzó y eliminó a la gente "baja en grasa". (Casi. Los fabricantes todavía los producen, porque algunas personas desafortunadas no recibieron la nota y todavía los compran.)

Esas mismas grandes compañías simplemente se reinventaron a sí mismas. Lo que vino después, como saben, fue la locura baja en carbohidratos.

Durante más de una década, las grasas se han vuelto a permitir y las proteínas han sido adoradas, pero los carbohidratos son ahora los villanos.

Nos han dicho que debemos evitar los carbohidratos a toda costa. Alrededor de los garrafones de agua, se ha escuchado a muchas mujeres decir cosas como ésta a sus compañeros de trabajo: "¡Si miro un carbohidrato, termina en mis muslos!"

No importa el hecho de que la mayor parte de nuestro combustible desde el principio de los tiempos, para los seres humanos —más de 60%, en promedio— han sido carbohidratos. Ellos son el combustible preferido del hígado.

Y no importa el hecho de que cuando quitamos carbohidratos —los tipos malos como la harina blanca, el azúcar blanca y los edulcorantes concentrados en general— también desechamos alimentos altos en fibra y ricos en micronutrientes, como el camote, la avena, el mijo, la zanahoria, el betabel, los plátanos, las manzanas y las naranjas.

Estos y muchos otros maravillosos alimentos ricos en carbohidratos te dan energía y arrastran el tracto digestivo con mucha fibra soluble e insoluble para limpiarlo, y en consecuencia a tu sangre. Están bien documentados como una parte importante de un estilo de vida minimizado por el riesgo de enfermedad.

Y la tendencia reciente, desde Atkins hasta paleo, ha sido vilipendiar los poderosos carbohidratos. De esta forma, la industria alimentaria puede lanzar una nueva tendencia masiva que vale miles de millones anualmente. Desde que la última vaca lechera murió.

La próxima tendencia ya está sobre nosotros, y la he estado prediciendo durante algunos años: la dieta cetogénica, que engatusa la grasa como el nuevo "niño dorado" de los macronutrientes. Es un ajuste a Atkins, seguido de paleo, que la investigación ahora dice que realmente no funciona y no es particularmente buena para nuestra salud, no de la manera en que los estadounidenses la practican.

Y como hemos mencionado, la "dieta paleo" ha sido desacreditada por tener poco o nada que ver con lo que el hombre paleolítico realmente comía, si aceptas que tratar de copiar lo que hicieron los primeros homínidos es incluso un objetivo digno. Muchos humanos en las épocas del Paleolítico comieron poca carne de animales, y ninguno de ellos la comió dos o tres veces al día, todo el año, como suelen hacerlo los que siguen la dieta moderna. Y es difícil o incluso imposible comer carne, en la era moderna, sin esteroides, hormonas y antibióticos, y mucho menos los nitratos y los agentes de curado de nitritos. Es prácticamente imposible evitar esto, si los productos de origen animal son un elemento básico en tu dieta y si alguna vez viajas o comes en restaurantes.

Además, la mayoría de los seres humanos en la era Paleolítica en realidad no comía carne, ¡sino que comía una dieta alta en granos y alta en carbohidratos! La única cosa que todos los humanos del Paleolítico tenían en común era que no comían alimentos procesados, y eso es todo.

La dieta cetogénica está comenzando a tomar el control; en realidad se trata de una nueva versión de la dieta Atkins, completamente desacreditada, y seguirá existiendo durante varios años hasta que la ciencia la eche a perder a su vez, y en ese momento se implementará otro culto a la comida.

Al hacer una vista panorámica del historial nutricional se muestra este patrón. La industria alimentaria es una industria megabillonaria, y absolutamente debe reinventarse con regularidad para maximizar las ganancias. Los carbohidratos caerán en desgracia y reaparecerán, y es de poca relevancia si deseas comer de manera saludable.

De hecho, la variación de los porcentajes de macronutrientes puede conducir a una buena salud. Sí, eso es correcto. Puedes comer más o menos carbohidratos, más o menos proteínas y más o menos grasas, y no tienes que vivir paralizado contando gramos de varias cosas. (No se puede, de todos modos, con una gran cantidad de alimentos enteros. Adivina qué, son los alimentos envasados los que tienen las medidas, así que no es de extrañar que la compleja industria alimentaria quiera obsesionarnos con las calorías y los índices de proteínas/grasas/carbohidratos y porciones. Entonces gravitamos hacia sus paquetes de alimentos más o menos procesados.)

¿Cuántos gramos de los tres macronutrientes, o calorías, dado el caso, tiene un plátano? ¡Quién sabe! Eso depende de qué tan grande es, cuán maduro es, dónde creció y quién lo está midiendo. No hemos etiquetado los plátanos con todos estos datos bastante irrelevantes.

(No podemos. Los plátanos no se pueden estandarizar, como tampoco lo puede hacer cualquier otra cosa que crezca en la naturaleza.)

Lo que estas etiquetas hacen es evitar que prestemos atención a lo que realmente importa.

¡Cuántos gramos de carbohidratos consumes es mucho menos relevante que el tipo de carbohidratos que consumes!

Por ejemplo, una rebanada de pan de caja es un carbohidrato pésimo, es un hecho. El fabricante ha usado trigo que probablemente se ha hibridizado unas 200 veces, haciendo que su proteína de gluten sea extrañamente inflamatoria para el cuerpo humano, incluso si se trata de un pan blando y esponjoso.

Y aún no han terminado de hacerlo realmente basura. Luego eliminan todas las vitaminas y minerales que se encuentran en el germen del trigo. Y tiran el salvado, donde está toda la fibra.

Ahora es un "alimento Frankenstein" nutricionalmente vacío que probablemente te deje hinchado, con mucosidad pegajosa en tus intestinos que ralentiza tu digestión y tu energía en general.

Pero las hojuelas de avena también son carbohidratos; tu avena está llena de fibra y micronutrientes y es un alimento saludable, como se muestra en muchos estudios. Si todo lo que haces es mirar las etiquetas, tendrás poca o ninguna idea de eso, y hemos sido entrenados por la compleja industria alimentaria para evaluar la comida de esta manera.

Mi punto es que contar calorías —o porcentaje o gramos de carbohidratos que se consumen hoy en día— es una manera de desviar la atención, y la historia real se cuenta en la calidad o la fuente de tus carbohidratos.

Las frutas y verduras están llenas de carbohidratos. Y son el antídoto contra la dieta estadounidense estándar y toda la destrucción y el caos que han resultado de ella.

Comer fruta no se ha relacionado con el riesgo de diabetes. Sólo cuando extraes toda la fibra y otros nutrientes de esa fruta y la bebes en forma concentrada o agregas cantidades de azúcar refinada en sus múltiples formas a tus alimentos, con el tiempo se convierte en un problema de insulina que compromete tu salud.

(Esto no quiere decir que las personas con diabetes no necesiten contar sus carbohidratos. Después de haber sido diagnosticado, puede ser necesario. Pero mi punto aquí es que todos podríamos evitar la epidemia de diabetes tipo 2 en curso, que algunos expertos dicen que se diagnosticará hasta en un tercio de nosotros en los próximos 30 años, si comemos la fruta entera en lugar de los jugos de fruta y todas las demás variaciones azucaradas, alteradas y no naturales.)

¿Qué hay de las grasas? ¿Son el diablo? Pensarías eso si viviste en la década de 1980 como yo. Nos dijeron que evitáramos las grasas saturadas a toda costa, y que los aceites tropicales como el aceite de coco y el aceite de palma fueran eliminados del suministro de alimentos.

Nuestro déficit resultante en ácidos grasos de cadena media puede haber desempeñado un papel en el posterior aumento meteórico de enfermedades neurológicas como la esclerosis múltiple, la enfermedad de Parkinson, la ELA (enfermedad de Lou Gehrig), el Alzheimer y la demencia. Porque resulta que esas temidas grasas saturadas de alimentos integrales son importantes para la salud del cerebro y del sistema nervioso, y las culturas de las islas del Pacífico que consumen una dieta nativa que las contiene tienen tasas muy bajas de enfermedades.

Otras grasas como el aceite de oliva extravirgen, rico en polifenoles y ácidos grasos esenciales como los omega 3, son absolutamente fundamentales para la salud cardiovascular y neurológica, ¡y hay evidencia de que las grasas buenas ayudan a quemar grasas malas!

Pero, por supuesto, freír papas en aceite vegetal refinado es algo completamente diferente: es tóxico, obstruye las arterias, no tiene ningún valor nutricional y en realidad causa una gran cantidad de daño e inflamación de radicales libres en nuestras células.

Eso está muy lejos de lo que la industria alimentaria nos enseñó en la década de 1980: ¡Que las grasas deben evitarse! Que su aceite refinado, a menudo "vegetal" OGM es bueno para ti.

Así que, una vez más, cuántos gramos de grasa comes o cuántas calorías provienen de la grasa importa poco en comparación con la calidad de la grasa.

En cuanto a las proteínas, existe una gran diferencia cualitativa entre la proteína de un huevo OGM, o un hot dog, o pescado cultivado contra un salmón silvestre de aguas limpias.

Ese huevo convencional tiene demasiado omega 6 y muy poco omega 3, lo que lleva a un desequilibrio para la mayoría de las personas y nos pone en alto riesgo de enfermedad cardiaca.

El hot dog está lleno de todo tipo de partes de animales en las que no quieres pensar, pero lo que es peor son los nitritos y nitratos, que son los aditivos alimentarios más cancerígenos de los cinco mil aprobados por la FDA.

Los peces de granja están cargados peligrosamente de metales pesados, que causan daño neurológico y enfermedades autoinmunes.

Entonces, de nuevo, la cantidad del macronutriente, ya sea proteína, grasa o carbohidratos, es menos relevante que la calidad.

¡Los materiales de alta calidad crean células, tejidos y órganos de alta vibración!

## El fin de la dieta y la confusión

El mundo de los alimentos procesados falsos, con sus complicadas estrategias de valoración y medición, te quieren confundir.

Muchas industrias quieren que te centres en gramos y calorías. El conglomerado de poderosas industrias de alimentos que suministran la mayor parte de lo que comen los estadounidenses también quiere controlar la forma en que ves tu comida, el sistema que te indica cómo tomar decisiones.

Piénsalo. La industria de los cereales gana mil millones de dólares o más al año. Lo mismo ocurre con la industria láctea. La industria de la harina refinada. La industria de la caña de azúcar. La industria de alimentos enlatados. La industria de la comida rápida: piensa en todos los proveedores de productos, equipos, edificios. Es mucho dinero. Estas empresas están fuertemente apalancadas, con almacenes, equipos, canales de distribución elaborados, edificios altos llenos de empleados que hacen funcionar toda la máquina. Juntas de directores y accionistas a quienes responder.

Y con mucho dinero viene un gran gasto de marketing. La mayoría de la "información" que encuentras en internet y en otros lugares fue fabricada para ti por estas industrias, al igual que fabrican los alimentos que comes. La mayoría de la "información" ahora es sólo marketing.

Pagan a los investigadores para que realicen "estudios" donde sólo sale a la luz información favorable; pagan a escritores y profesionales de relaciones públicas y agencias de publicidad, y compran publicidad en Facebook, televisión y en muchos otros lugares.

Pero cuando salgas a la luz y salgas de la confusión, con la claridad de que la comida de alto valor cobró vida bajo el sol, con sus raíces en la tierra y el agua limpia que la nutre, y sin exposición a productos químicos, nunca serás el mismo. En realidad, comenzarás a liberarte del daño cerebral que resulta de tratar de aprender a comer de los medios.

No necesitarás seguir dietas. O contar cosas. Podrás confiar en tu cuerpo y tu apetito y comer todo lo que quieras. Porque lo que quieres habrá cambiado.

Y cuando comes o bebes algo verde, estás pensando en la clorofila, que está a punto de aterrizar en tu cuerpo como una verdadera transfusión de sangre, limpiando los radicales libres. Y estás atraído enérgicamente hacia eso con tu nueva conciencia. Y debido a que estás hecho de materiales de mayor vibración, te atraen los alimentos de mayor vibración.

Es un proceso que aumenta tu vibración. Está basado en descubrimientos y experimentación. No voy a pedirte que tomes mi palabra: la reconstrucción de tu cuerpo, célula por célula, literalmente cambiará tu gusto por la comida, te hará desear más de lo bueno y menos de lo malo, te tendrá en éxtasis en lugar de deprimido.

Simplemente voy a mostrarte un proceso de 7 días en el que lo descubrirás por ti mismo.

Verás cómo reacciona tu cuerpo cuando sólo se le suministra comida de alta vibración. Puede que no signifique que nunca vuelva a hacer una elección de baja vibración, ya que la mayoría de nosotros aprendemos "dos pasos adelante, un paso atrás".

Pero este proceso de 7 días absolutamente encenderá muchas luces para ti sobre qué tipos de alimentos aumentan tu claridad mental, creatividad, energía, productividad y entusiasmo. Todo por la posibilidad de que cuando bañes a cada célula sólo en alimentos de alta vibración, tu amor y respeto por toda la vida aumente, así como también tu ambición. Hacer estas conexiones no puede evitar mejorar tus elecciones.

Como dice Oprah: "Cuando sabes mejor, lo haces mejor."

Sí, la comida tiene todo que ver con todas esas cosas. ¡Y lo probaremos, con nuestro propio experimento de ciencia personal, donde tú eres el sujeto de prueba!

Es un extra que bajarás dos kilos, perderás tu mal humor y tus doloridas articulaciones, todo en tan sólo 7 días. ¿Estás listo?

## Capítulo 7

✶ ✶ ✶ ✶ ✶ ✶ ✶ ✶ ✶ ✶ ✶ ✶ ✶

# El détox de alta vibración de 7 días

¿Estás listo para perder dos kilos esta semana y abandonar tu mal humor y dolores en las articulaciones?

En 2013, después de casi tres años de trabajo, lancé el programa détox de GreenSmoothieGirl. Investigué, durante 20 años, los sistemas de desintoxicación del cuerpo y el trabajo de grandes médicos e investigadores que han descubierto cómo purificar el tabernáculo humano, que se vuelve cada vez más importante cuanto más sucio se vuelve el entorno en el que vivimos. El bebé promedio ahora nace con más de 200 productos químicos sintéticos, muchos de ellos conocidos, en el cordón umbilical. Y eso es sólo por gestación, incluso antes de que inhale su primer aliento contaminado.

El hecho es que muchos estadounidenses nunca se han saltado una comida. Virtualmente nunca han experimentado hambre. La frase "Me muero de hambre" se lanza cuando la hora de la comida se acerca en el trabajo y los colegas discuten sobre a cuál restaurante ir. Pero el mundo occidental, que probablemente sea donde estás leyendo este libro, no sabe nada del hambre.

No es que tengas que tener hambre para desintoxicarte. ¡No es así, ya sea que estés haciendo el programa completo y largo o el experimento más corto de siete días que te estoy desafiando a que realices aquí!

Pero cuando optas por dejar de lado tus alimentos reconfortantes, tus estimulantes, tu delicia azucarada diaria y tu comida de autoservicio, al principio puede parecer una privación.

Por lo tanto, vamos a establecer algunas metas para tener la oportunidad de un aprendizaje fantástico, así como una limpieza de la casa muy eficaz. Establezcamos las metas para dejar de lado lo que no te está sirviendo y actualmente está abarrotando la capacidad de tus órganos esenciales para hacer un trabajo perfecto para ti todos los días.

## Observaciones del détox que no esperaba

Pero primero quiero compartir algunas cosas sorprendentes que descubrí, ahora que más de 10 mil personas han completado nuestros programas détox (la versión más larga y esta versión corta que comparto aquí).

En el capítulo anterior expliqué qué alimentos aparecen en el programa détox y por qué. Es decir, comemos casi en su totalidad verduras, vegetales, frutas, nueces, semillas, legumbres y granos integrales no hibridados.

También expliqué qué son las comidas de baja vibración —y por supuesto, están eliminadas de tu limpieza de siete días—. Éstas son proteínas animales, café, refrescos, azúcar, harina, alcohol, sal y todos los alimentos procesados.

Cuando diseñé el détox, estaba muy concentrada en los beneficios físicos. Puedes ver, a simple vista, que los alimentos que aumentan la vibración tienen un alto contenido de fibra. Son naturales, y puedes comprarlos, prepararlos o comértelos sin problemas. No están procesados, con las partes nutritivas retiradas, y no se ofrecen únicamente en cajas, bolsas o latas. Muchos, si no la mayoría, se encuentran en la sección de frutas y verduras del supermercado. Tienen un alto contenido de micronutrientes: enzimas, vitaminas, minerales y fitoquímicos.

Por lo tanto, es de esperar que comer sólo estos alimentos durante un periodo de tiempo implique cambios digestivos, por lo general, eliminaciones de heces más grandes y quizá deposiciones más blandas o incluso más flojas. Es de esperar que sin azúcar, productos de cereales con alto contenido de gluten, carne y productos lácteos y estimulantes, la energía sostenible aumente. (Esto es diferente a la "energía" inducida por el café.)

Puedes anticipar que las personas perderán peso, y que esa inflamación disminuirá para muchos y sus articulaciones se sentirían mejor.

Todas estas hipótesis son verdaderas. Hemos recibido datos durante más de cuatro años de cientos de encuestados que completaron los programas détox. Leí cada cuestionario, así que permíteme compartir los resultados, porque harás un segmento de siete días de ese programa, por lo que puedes esperar algunos de estos resultados tú mismo.

Por ejemplo, en el programa completo del détox de 26 días, el participante promedio pierde más de cinco kilos. Y los participantes pueden comer todo lo que deseen de una cantidad de alimentos. El participante promedio adquiere más claridad mental, la inflamación desaparece y las articulaciones anteriormente doloridas se sienten estupendas. La energía aumenta para la mayoría.

Pero lo que fue sorprendente para mí y para mi equipo, al evaluar los resultados que surgieron, fueron los comentarios adicionales que las personas compartieron con nosotros sobre otras áreas de sus vidas que mejoraron con este cambio centrado en la nutrición. Cosas fuera del ámbito de lo físico. Uno a uno, cuando salía en público o cuando estaba en cientos de ciudades en mi gira de conferencias, la gente compartía milagros que superaban los kilos perdidos o la niebla del cerebro despejada.

Hablaron de que su vida sexual mejoró, con un efecto causal en la mejora de su matrimonio. El aumento de la energía se traduce en una mayor motivación para ofrecer más en la familia y otras relaciones.

Me contaron historias acerca de que las calificaciones de sus hijos adolescentes mejoraron durante la participación de éstos en el programa, porque pudieron concentrarse.

Los participantes informaron un cambio significativo en sus actitudes: hacia el détox más adelante en el proceso, hacia su vida y su trabajo, hacia las personas con las que viven y trabajan.

Los participantes también me informaron, en persona y en nuestros cuestionarios escritos, que se sentían más productivos, positivos e incluso ambiciosos de lo que se habían sentido en años, a veces décadas, y que habían realizado proyectos que habían estado postergando.

En 2009 también hice algunas investigaciones con 175 personas que comenzaron un hábito de licuados verdes. Los licuados verdes no son todo lo que comes, pero ocupan un lugar destacado en este détox de siete días. No porque sean la única forma de obtener verduras en tu dieta, sino porque son la manera más fácil de obtener muchas porciones de los alimentos más verdes y nutritivos disponibles para ti. (¡En sólo un litro vas a obtener alrededor de 10 porciones de plantas!) Así que esto es relevante para ti, ya que espero que un litro de licuado "muy verde" al día sea una práctica para toda la vida que el détox te inspire a hacer.

Para ser parte de mi estudio de 2009 la gente tenía que beber al menos medio litro al día de licuado verde por al menos cuatro días a la semana. Muchos de los que participaron bebían más que eso. Para casi todos, era un hábito nuevo, ya que estaban siguiendo el nuevo sitio GreenSmoothieGirl.com que había puesto línea en 2007 cuando sólo había 50 búsquedas al mes, en todo el mundo, del término "licuado verde". (Ahora es casi un término familiar, y desde que se publicó mi libro, al menos otras 100 personas se han subido al tren y han publicado libros de licuados verdes.)

A menudo bebo dos litros al día de licuados verdes, o jugo verde que me entrega una tienda de jugos cercana, parte de mi asistencia continua para los procesos diarios de détox de mi cuerpo. De hecho, incluso llevo varios medios litros de jugo verde congelado en los viajes, porque se mantienen así, y puedo hacer que duren tres días fuera de casa a medida que se descongelan, y además de empacar algunos en el equipaje, hasta puedo llevar medio litro congelado a través de la seguridad del aeropuerto. (¡Después de todo, no es un líquido!)

Si eso parece demasiado para ti, está bien. En este momento sólo aspiramos a siete días dedicados. Después de eso, revisa tu página de recursos para obtener ideas sobre cómo mantener el motor limpio, ¡con tiempo mínimo en la cocina, de por vida!

Los resultados del estudio fueron muy emocionantes, y te los entrego como evidencia de resultados de alta vibración cuando comes alimentos de alta vibración en mayor cantidad que los que comes ahora.

**Estadísticas de investigación**
Las siguientes son algunas de las estadísticas que provienen de mi investigación.

| Beneficio de salud reportado | Porcentaje de participantes |
| --- | --- |
| Más energía | 85 |
| Mejor digestión | 79.5 |
| Menos antojos por alimentos dulces o procesados | 65 |
| Piel más limpia, mejor tono de piel | 50 |
| Pérdida de peso (algunos participantes no necesitaban perder peso) | 50 |
| Estado de ánimo más positivo/estable | 54 |
| Mayor libido | 20 |
| Mayor deseo de hacer ejercicio | 46 |
| Sueño mejorado (necesidad de menos horas, menos insomnio, más alerta por la mañana) | 45 |
| Se sintieron menos estresados | 44 |
| Uñas más fuertes | 37 |
| Pelo más brillante, sin caspa | 27.5 |
| Azúcar en la sangre estabilizada | 39 |
| Disminución de los síntomas del síndrome premenstrual (no todos los encuestados fueron mujeres premenopáusicas) | 22 |

En nuestras extensas pruebas, nos sorprendió y gratificó ver que al aumentar la ingesta de alimentos de alta vibración y eliminar los procesados, además de implementar algunas prácticas durante el programa, los participantes lograron resultados de alta frecuencia, a menudo más allá de sus sueños más descabellados. Este programa aprovecha los mejores principios conocidos de la desintoxicación humana que prácticamente cualquier persona puede hacer.

## Beneficios para la salud del détox

Además de la liberación emocional que a menudo acompaña al détox, permíteme compartir algunas cosas que pueden emocionarte al realizar este experimento.

Más agua y, por lo tanto, menos trabajo para el hígado, significa que puedes liberar bilis y expulsarla, eliminando las toxinas atrapadas en el hígado. Dado que el hígado desempeña al menos 500 funciones, dejar que se limpie la casa es obviamente una cosa positiva que puede beneficiarte de cientos de maneras.

Los riñones pueden limpiarse de ácidos e incluso cristales que potencialmente podrían causarte problemas con los cálculos renales, y es una inferencia lógica que tal limpieza de vez en cuando hace que estos problemas sean mucho menos probables.

La sangre se vuelve más limpia de forma natural cuando el tracto gastrointestinal está limpio, con tejidos activos de color rosa y acción peristáltica activa, limpiando la placa mucoide pesada que obstruye. Eso es porque la sangre circula por todo el cuerpo cada cuatro minutos. Entonces, cuando hay basura vieja en el colon, circula y recircula esas toxinas en el torrente sanguíneo, y el hígado hace lo mejor que puede para filtrar. ¡Todos los subproductos tóxicos de la exposición a alimentos y productos químicos que dejan el cuerpo permiten que el colon, la sangre, el hígado y los riñones se vuelvan más limpios!

El sistema linfático —la contraparte del torrente sanguíneo, que "saca la basura" después de que la sangre "trajo los comestibles"— también puede volverse más activo cuando se limpia de los desechos. Al principio, por supuesto, como hay un mayor rendimiento, algunos sistemas pueden ser respaldados temporalmente. Es por eso que en el détox en sí te damos consejos para que las cosas se muevan, para facilitar el rendimiento.

Cada persona tiene una reacción única y específica al programa, ya sea la versión de 7 días de este libro o el détox completo más detallado en GreenSmoothieGirl.com. Para algunos, las reacciones pueden ser tanto una catarsis emocional como una limpieza física del cuerpo.

El trabajo del doctor Richard Anderson me enseñó hace muchos años que las emociones, incluso aquellas muy lejanas en el pasado, están atrapadas en las proteínas físicas de los tejidos y las células. A medida que limpias los diversos órganos de tu cuerpo, la materia que puede haber quedado atrapada allí durante años, como la placa mucoide en el colon y los intestinos, evacua el cuerpo y ocasionalmente la persona siente esas emociones una y otra vez cuando ésta se va.

Pensé que era un concepto muy extraño cuando lo leí hace muchos años. Todavía no había aprendido que toda la materia está en movimiento, que todas las "cosas" físicas no son ni más ni menos que energías. No estaba segura de creer eso, ya que sonaba poco documentado y muy *new age*.

Entonces, ahora que la entiendo más completamente, tiene perfecto sentido la idea de que los "sentimientos" son energías atrapadas en las proteínas. Con suerte, a esta altura del libro, ¡también tenga sentido para ti!

Experimenté la verdad de esto durante una limpieza muy dedicada que hice durante unas semanas. En una experiencia particular durante esos días de eliminar la acumulación o las consecuencias de mi dieta estadounidense estándar, cuando la materia estaba abandonando mi cuerpo, sentí un torrente repentino y abrumador de viejos sentimientos hacia un miembro de mi familia que había abusado física y emocionalmente de mí.

Sentí el miedo, la ira, el dolor y una avalancha de recuerdos de cómo esta persona me había agraviado, una ola de emoción que casi me inundó. Excepto que, después de uno o dos minutos, esa oleada de emoción y memoria me abandonó. Me dejó completamente. Pude escribirle una carta a este miembro de la familia, perdonándolo por completo, y los sentimientos de enojo y resentimiento nunca regresaron.

Por este evento simplemente valió la pena hacer ese programa porque había luchado con los sentimientos sobre esto (y sobre él) durante toda mi vida.

Cuando terminé, yo era una creyente. Estaba fascinada por lo que acababa de suceder, que era mucho más profundo que el efecto físico, y estaba muy motivada para no volver a tener material tóxico de años atrás, claramente definido, en ninguna parte de mi cuerpo. Quería asegurarme de que mi cuerpo funcionara más limpio en primer lugar, y quería asegurarme de hacer limpiezas periódicas dedicadas.

Estudié extensamente por muchos años. Aprendí sobre cuántos agentes químicos, con propiedades carcinogénicas, radiactivas y causantes de enfermedades autoinmunes, se encuentran en el cuerpo humano promedio.

Empecé a aprender cuántos de ellos provenían de aditivos alimentarios comunes aprobados por la FDA. Nuestra exposición química viene en productos y fragancias cosméticas y de cuidado personal comunes, en alfombras, dentro de autos, en contaminación industrial, en aditivos como cloro y flúor en agua municipal, en plásticos a los que llegan nuestros alimentos y agua, en residuos de las medicinas que hemos tomado, en frecuencias electromagnéticas de nuestros dispositivos.

Podría ser bastante deprimente, excepto que también estaba aprendiendo cómo evitar la mayor parte de la exposición, para dar a mi cuerpo la oportunidad de eliminar gran parte de la toxicidad.

Se hizo extremadamente claro que el détox era tan innegociable para mi salud como para un adicto a la cocaína o la heroína. No fumo crack, pero ingerí accidentalmente cientos de otros productos químicos en un año determinado. A través del aire, el agua, los alimentos, e incluso los subproductos del metabolismo de alimentos saludables que mi cuerpo está procesando todos los días.

El beneficio para la salud más directo de hacer la digestión más fácil para tu cuerpo es que un colon obstruido y el tracto intestinal pueden liberar materiales viejos. Muchos de nosotros tenemos material endurecido, que el doctor Bernard Jensen llamó "placa mucoide catarral", en los 10 o 12 metros de nuestro tracto gastrointestinal.

Las personas que consumen una dieta estadounidense típica con productos de harina blanca y cantidades significativas de proteínas animales, que no tienen fibra y pueden ser pegajosas en el tracto gastrointestinal humano largo, son muy propensas a esta acumulación de placa.

La gente suele decir que elimina todos los días, por lo que no está estreñida. Pero no es lo que está saliendo, ése es el problema, ¡es lo que no sale! Las personas idealmente deberían eliminarse tres veces al día, después de cada comida.

Cuando dedicamos tiempo al hígado en el détox más prolongado, lo ayudamos a liberar toxinas y a limpiar la bilis, eliminando residuos que a menudo quedan atrapados en el hígado. Obtendrás una versión abreviada de esto en el détox de siete días de este libro.

En el programa más largo, los ácidos e incluso los cristales que podrían causar problemas más adelante se eliminan de forma segura y sin dolor. En ocasiones, "limpiar la casa" hace que las consecuencias, como los cálculos renales, sean menos probables. Necesitamos un periodo de tiempo más prolongado para llegar a esta fase: por ti, mientras lees este libro, quiero que experimentes durante un tiempo breve cómo es la limpieza y cuáles pueden ser sus beneficios.

**Reacciones del détox**
La mayoría de los que hacen un détox describe algún tipo de reacción de Herxheimer, que es una respuesta clásica cuando la producción aumenta drásticamente en la sangre, la linfa, el colon y otras vías, y causa incomodidad o bloqueos, una breve "reconversión", a la salida.

Los síntomas del détox más comunes son, primero, dolores de cabeza, especialmente si consumes cafeína (refrescos, bebidas energéticas o café).

Lo siguiente es poca energía. Si bien el aumento de la energía es un efecto a largo plazo del détox, algunas personas experimentan una menor energía durante un corto periodo de tiempo, e incluso, para algunos, durante todo el proceso.

Si esto te sucede, generalmente se debe a que tienes problemas de salud más difíciles y niveles más altos de toxicidad. Cuando los metales pesados y las sustancias químicas altamente tóxicas, como las que se utilizan en la quimioterapia, comienzan a salir del cuerpo, a veces se experimenta una forma muy leve de lo que se sentía cuando entraban al cuerpo.

A menudo digo, usando un medicamento de quimioterapia como ejemplo, que "el metotrexato entra con fuerza y sale con fuerza" (antiguos pacientes de quimioterapia que suelen hacer détox describen un sabor metálico en la boca, incluso si el tratamiento fue muchos años antes —prueba de que las cosas malas salen cuando entran las cosas buenas correctas, así como prueba de que el cuerpo alberga metales pesados y otros productos químicos que necesitan ayuda para ser eliminados—).

En tercer lugar, los cambios digestivos pueden ser el resultado: diarrea, aumento de la frecuencia u ocasionalmente lo opuesto a eso, estreñimiento temporal. Cada vez que cambias radicalmente tu dieta, el cuerpo tiene un tiempo de respuesta, ¡y la aceleración o la desaceleración de la eliminación pueden ser un resultado temporal!

Además, un pequeño número de personas que hacen détox puede descubrir que tienen ganglios linfáticos inflamados o que se les rompe la piel o que sus dientes se sienten sucios. Éstas son reacciones típicas de Herxheimer a medida que sale más suciedad del cuerpo y puedes ver o sentir los efectos en la piel, el colon, la linfa u otros sistemas.

Aun así, es un proceso importante para eliminar estos químicos terriblemente destructivos que se encuentran en los órganos y tejidos y continúan dañando.

Es un buen proceso, a pesar de un poco de incomodidad para algunos; así que ten cuidado, sigue los consejos anteriores para eliminar los bloqueos más rápidamente y acepta que tu cuerpo está haciendo lo que necesita. Bebe mucha agua, descansa más si es necesario y sé paciente con el proceso si experimentas alguna "crisis de limpieza" o reacciones del détox.

### ¿Por qué estoy comiendo estos alimentos?

Las comidas que elegí y las recetas que desarrollé son muy útiles. Los menús y las recetas están destinados a ser fáciles, con pocos ingredientes, y los alimentos que son alérgenos comunes fueron eliminados. Todos los ingredientes son fáciles de digerir, alcalinizantes, oxigenantes, ricos en fibra y ricos en nutrientes.

A medida que miles de millones de células eliminan las toxinas y comienzan a funcionar a frecuencias óptimas, lo sentirás. ¡Sabrás que algo enérgicamente mágico está sucediendo, en la colección de vibraciones que se ha organizado, de forma única, como TÚ!

Realizarás un maravilloso comienzo para optimizar tu CVi, en parte porque comerás alimentos con alto contenido de fibra. La fibra insoluble arrastra el colon como una escoba o un depurador, y la fibra soluble tipo gel te permite absorber y eliminar toxinas. Y está inundando el cuerpo con vitaminas, minerales, fitonutrientes y enzimas que sus células absorben y usan para eliminar los radicales libres del cuerpo.

Las calorías serán más bajas que tu ingesta normal, para que el sistema digestivo descanse de su dedicación normal al metabolismo. Esto permite que la energía se redirija a trabajos de limpieza y reparación. Puedes comer tanto como quieras de muchas de las cosas en el programa, y no tienes que preocuparte por comer en exceso. Cuando estás satisfecho o incluso lleno, estás lleno de fibra y alimentos bajos en calorías y nutritivos que no te harán ganar peso.

Capítulo 8

\* \* \* \* \* \* \* \* \* \* \* \* \*

# El plan détox de 7 días

Este capítulo presenta planes de comidas muy específicos, con una forma de evitar tener hambre, para que cualquiera pueda tener éxito. Las comidas que elegí y las recetas que desarrollé son muy útiles. Todos los ingredientes son fáciles de digerir, alcalinizantes, ricos en fibra y ricos en nutrientes. Los menús y las recetas están destinados a ser fáciles, con pocos ingredientes, y las recetas no contienen ingredientes que son alérgenos comunes. No se permite sal de mesa de ningún tipo para eliminar el exceso de sodio (que causa retención de agua e inflamación) de las células. Algunos de los alimentos son a propósito ricos en potasio, aumentando la relación de potasio a sodio.

(No te preocupes, hay sodio natural, el elemento que necesitas, en tu comida —la sal de la mesa, o NaCl, es tóxica, y prescindir de ella durante siete días te ayuda a "restablecerte"—.)

No estás comiendo carne animal ni productos lácteos, a excepción de un poco de mantequilla orgánica sin sal, y el resto del programa son alimentos vegetales orgánicos. Todo lo que comerás durante siete días es rico en fibra soluble e insoluble, alcalino en el cuerpo, oxigenante, altamente limpiador y nutritivo. No estás comiendo alimentos procesados, azúcares tóxicas o refinadas, ni café ni cafeína, ni neurotoxinas u otros productos químicos, como el aspartame o el glutamato monosódico (GMS).

No estoy tratando de hacerte vegano, sólo porque estás comiendo a base de plantas por una semana. Si vuelves a tu dieta para comer carne después de este breve reinicio, es extremadamente importante no comer carnes procesadas como hot dogs, jamón, tocino, salchichas y pepperoni.

Y la mayoría de los productos cárnicos que comprarás, incluso si no contienen nitritos y nitratos (que son altamente tóxicos y carcinogénicos y se encuentran en las carnes procesadas), todavía contiene, antibióticos, esteroides, hormonas y subproductos de maíz transgénico que el animal comió.

De manera similar, si continúas comiendo productos animales después del détox, evita la mayoría de los productos lácteos, incluidos el queso, la leche y el helado, que son altamente inflamatorios y forman moco en el cuerpo, y también evita la carne de cerdo, que es muy sucia y propensa a parásitos y larvas.

Come sólo huevos orgánicos de gallinas camperas, aves de corral, pescado, filetes y bisontes silvestres u orgánicos, ya que son las fuentes más limpias de proteína animal. Y hazlos una parte menor de tu comida, que la mayor parte consista en alimentos de plantas enteras como ensaladas, verduras crudas o cocidas, nueces y semillas, y legumbres como lentejas, chícharos y frijoles.

## Prácticas diarias para mejorar tu détox

Además de la dieta, hay varios principios y hábitos que me gustaría revisar contigo antes de comenzar. Son importantes de comprender para que puedas comprometerte con ellos. Es importante hacer varias cosas (o tantas como puedas) anotadas en la lista a continuación *todos los días* durante el détox, más dos que son opcionales pero muy útiles. Y también hay tres cosas que *no* se pueden hacer por ningún motivo.

### Asegúrate de:

- Cepillar la piel (Consulta tu página de recursos para ver una demostración en video.)
- Beber nueve vasos de agua
- Masajear tu colon, con una pelota de tenis o con tus manos, mañana y noche
- (Opcional) De ser posible, pasa 30 minutos en una sauna de infrarrojos

- (Opcional) De ser posible, aplica un enema casero o una limpieza de colon profesional en cualquier momento, especialmente hacia el final de los siete días. Uno por día, durante los últimos uno o tres días, debería ser suficiente

**Asegúrate de no:**
- Comer más de 10 mg de sal (se encuentra inherentemente en cualquier alimento envasado)
- Comer cualquier alimento después de las 7 p.m. (esto le da al cuerpo un descanso de 12 horas de la digestión, una parte importante del détox)
- Comer lo siguiente:
  - Alcohol, cafeína, tabaco, estimulantes, café o té con cafeína
  - Productos lácteos, incluyendo leche, queso, yogurt, etcétera (se permite la mantequilla orgánica sin sal)
  - Huevos
  - Azúcares y edulcorantes (incluyendo azúcar, fructosa, Sucanat, azúcar de coco, sucralosa, xilitol, jugo de caña, jarabe de arroz, agave, jarabe de maíz, miel, melaza, azúcar de arce)
  - Harina blanca, arroz blanco, pasta blanca
  - Levadura
  - Carne animal: cerdo, ternera, bisonte, alce, venado, cordero, ternera, pavo, pollo, ganso, pato, pescado, mariscos, crustáceos, moluscos, cualquier carne procesada (que son las peores, incluyendo hot dogs, salchichas, tocino, carne en conserva, pastrami, salami y jamón)
  - Glutamato monosódico (GMS), NutraSweet (aspartame) y todos los aditivos alimentarios y productos químicos
  - Hongos
  - Pimienta (un irritante gastrointestinal)

## Tu rutina diaria de détox

Como parte de tu rutina diaria, haz lo siguiente:

- Antes de levantarte de la cama, masajea el colon transverso durante unos minutos.

    Lo ideal es que tengas una pelota de tenis junto a tu cama para masajear profundamente tu abdomen, pero si no, usa tus dedos para presionar en tu abdomen inferior derecho, dentro del hueso pélvico. En un movimiento circular, masajea hacia arriba, y luego hacia la izquierda debajo del ombligo, y directamente hacia abajo en el lado izquierdo al lado del hueso pélvico, luego hacia la derecha; repite.

    Esto "despierta" la actividad peristáltica y contribuye a un tono y función muscular saludable en el intestino grueso. Si encuentras un área sensible, ésta puede ser un área de bloqueo en la que debes pasar un poco más de tiempo masajeando.

- Bebe aproximadamente 30 ml de agua por cada kilo de peso.

    Entonces, si pesas 70 kilos, bebe poco más de dos litros de agua por día. ¡Son nueve vasos!

- Para ayudar a tu sistema linfático a "sacar la basura", realiza una o ambas de las siguientes acciones:
    - Dedica cinco minutos al cepillado de la piel, para aumentar la circulación de la linfa y limpiar los poros de la piel para mejorar la desintoxicación a través de múltiples vías. (Para una demostración visual, consulta tu página de recursos para ver un video que muestra exactamente cómo cepillarse la piel.)
    - Salta por al menos cinco minutos, de preferencia en un *tumbling* de ejercicio. Masajea tu sistema linfático con movimientos cortos y ligeros mientras saltas. En los lados de tu cuello, masajea hacia arriba con los dedos. Masajea los costados de tu tórso, de menor a mayor. Frota los lados de tus senos, de abajo hacia arriba, en el exterior, con movimientos rápidos.

- Pasa 30 minutos en una sauna de infrarrojos, si es posible.

    Comienza a una temperatura de 55 a 60 °C si aún no tienes tolerancia. Una temperatura de 65 a 75 °C es beneficiosa después de haber usado la sauna varias veces.

    Consulta tu página de recursos para ver un video donde muestro mi sauna infrarroja y por qué la considero una herramienta importante en mi arsenal de détox.

## Sugerencias para el éxito

- ¡Invita a un amigo! Considera la posibilidad de que alguien geográficamente cercano a ti se una, como socio responsable y para compartir la preparación de alimentos. Apóyense el uno al otro en cualquier desafío y éxito.
- Compra los ingredientes uno o dos días antes de comenzar el détox.
- Planifica dos horas para preparar la comida el día antes de comenzar el détox. Esto hará que esos primeros cuatro días sean muy fáciles. Cuando toda la comida que requiere más de cinco minutos de tiempo de preparación se prepara con anticipación, no tendrás que esperar 20 o 60 minutos de cocción mientras estás hambriento. (¡Eso es mortal para tu fuerza de voluntad!) Tener la comida disponible cuando comienzas a sentir hambre es la clave para mantener el détox.
- Puedes sentirte absolutamente lleno tratando de comer las porciones recetadas, especialmente el desayuno y el almuerzo. Confía en mí, por más contradictorio que suene, ¡sólo hazlo! Las comidas son tan bajas en calorías, que incluso tendrás hambre en la próxima comida.
- Si sientes hambre a altas horas de la noche (toda la cena de verduras se digiere antes de acostarte), usa sólo las trampas legales, por ejemplo, una cucharada de proteína en polvo orgánica a base de plantas en agua o una cucharada grande de semillas de chía revueltas en una vaso de agua alto (tómalo rápidamente). ¡Dentro de 10 a 15 minutos, la sensación de hambre desaparecerá! Eso se debe a que la chía no sólo es baja en calorías y tiene muchos

nutrientes, como proteínas, hierro y vitamina C, sino que también absorbe 10 veces su propio peso en agua, por lo que se vuelve llenadora al absorber el agua en el estómago. ¡Es un hábito que quizá conserves después del détox!
- Come tu próxima comida o refrigerio cuando comiences a sentir hambre por primera vez. No esperes hasta que tengas mucha hambre; ésa es una manera segura de sentirte desanimado y privado.
- Puedes agregar hasta dos cucharadas de proteína en polvo orgánica a base de plantas a cada litro de licuado verde. Además, puedes tomar "licuados de proteína" adicionales de una cucharada mezclada en agua en cualquier momento del día.

## Menú: día 1 al 4

**Desayuno**
- 1 litro de licuado verde clásico (opcional agrega 60 g de proteína en polvo orgánica a base de plantas y opcional 30 g de linaza germinada, para ácidos grasos esenciales)

**Almuerzo**
- 1 litro de licuado verde clásico (opcional agrega 60 g de proteína en polvo orgánica a base de plantas y opcional 30 g de linaza germinada)

**Nota:** *Si lo deseas, puedes intercambiar los alimentos que consumes durante el almuerzo y la cena.*

**Cena**
- Días 1 y 3: Sopa de lentejas y ensalada de pepino y jitomate
- Días 2 y 4: Papa al horno (con 1 a 2 cucharadas de mantequilla orgánica sin sal) y col morada y verde

**¡Trampas legales!**
*Aperitivos para evitar el hambre en cualquier momento:*
- Limonada hecha con agua, jugo de limón fresco y Stevia al gusto

- Agua con 1 cucharada de semillas de chía, hasta tres veces al día (¡muy abundante!), o agrega la chía en la parte superior de la limonada
- Licuado de proteínas hecho con 30 g de proteína en polvo orgánica a base de plantas (sin agregar nada más, excepto chía)

## Menú: día 5 al 7

### Desayuno
- Días 5 y 6: 1 litro de licuado rosa vibrante
- Día 7: avena para el desayuno y ½ litro de licuado verde clásico (puedes agregar 30 g de proteína en polvo orgánica a base de plantas y opcional ½ cucharada de linaza germinada)

### Almuerzo
- Días 5 y 6: camote horneado (con 1 a 2 cucharadas de aceite de coco orgánico) y ½ litro de licuado verde clásico (puedes agregar 30 g de proteína en polvo orgánica a base de plantas y opcional ½ cucharada de linaza germinada)
- Día 7: ensalada negra y verde y ½ litro de licuado verde clásico (puedes agregar 30 g de proteína en polvo orgánica a base de plantas y opcional ½ cucharada de linaza germinada)

### Cena
- Días 5 y 6: ensalada de aguacate crujiente y ½ litro de licuado verde clásico (puedes agregar 30 g de proteína en polvo orgánica a base de plantas y opcional ½ cucharada de linaza germinada)
- Día 7: ensalada negra y verde y ½ litro de licuado verde clásico (puedes agregar 30 g de proteína en polvo orgánica a base de plantas y opcional ½ cucharada de linaza germinada)

**¡Trampas legales!**
*Las mismas de antes.*

## Lista del súper

**Nota:** Las unidades de "manojo" se refieren a manojos de tamaño mediano, pero los tamaños varían ampliamente, así que pon atención a lo que estás comprando. Pero si tienes sobrantes de verduras, recuerda que pueden lavarse y luego congelarse en bolsas de plástico para usarlas en licuados verdes más adelante.

| Alimento | Notas y tips | Unidad | Número de personas en el détox | | | |
|---|---|---|---|---|---|---|
| | | | 1 | 2 | 3 | 4 |
| **Frutas y verduras** | | | | | | |
| verduras orgánicas | escoge entre espinaca, acelga, col rizada, berzas, hojas de betabel, coles, etcétera | manojo (véase la nota de arriba) | 8 | 16 | 24 | 32 |
| manzanas | de preferencia orgánicas | | 4 | 8 | 12 | 16 |
| plátanos | | | 6 | 12 | 18 | 24 |
| betabel mediano | | | 2 | 4 | 6 | 8 |
| aguacate grande | de preferencia orgánico | | 2 | 4 | 6 | 8 |
| apio | | tallo | 5 | 12 | 17 | 22 |
| papas para hornear | | | 2 | 4 | 6 | 8 |
| camote | | | 2 | 4 | 6 | 8 |
| cebolla roja chica | | | 1 | 1 | 1 | 1 |
| cebolla amarilla grande | | | 3 | 6 | 9 | 12 |
| cebollín | | manojo | 2 | 4 | 6 | 8 |
| col verde | | pieza pequeña | 1 | 2 | 3 | 4 |

El plan détox de 7 días   215

| Alimento | Notas y tips | Unidad | Número de personas en el détox ||||
|---|---|---|---|---|---|---|
| | | | 1 | 2 | 3 | 4 |
| col morada | | pieza pequeña | 1 | 2 | 3 | 45 |
| zanahoria orgánica grande | | | 5 | 10 | 15 | 20 |
| limas medianas | para la ensalada de aguacate, agrega más para la trampa legal | | 1 | 2 | 3 | 4 |
| limones | ¼ de taza de jugo por persona; congela lo que sobra | | 3 | 6 | 9 | 12 |
| ajo | | | 3 | 6 | 9 | 12 |
| pepinos orgánicos | | | 2 | 4 | 6 | 8 |
| jitomates maduros orgánicos medianos | | | 4 | 8 | 12 | 16 |
| jitomates roma maduros orgánicos | o 2/3/4/5 regulares grandes | | 3 | 6 | 9 | 12 |
| cilantro fresco | | manojo | 2 | 3 | 4 | 5 |
| **Alimentos en lata** | | | | | | |
| salsa de tomate | baja en sal o sin sal | lata pequeña | 1 | 2 | 3 | 4 |
| agua o jugo de coco | NO leche de coco | lata de 340 g | 2 | 4 | 6 | 8 |
| frijoles negros | | lata de 340 g | 1 | 2 | 3 | 4 |
| **Alimentos congelados** | | | | | | |
| fresas | de preferencia orgánicas | bolsa de 340 g | 2 | 4 | 6 | 8 |
| moras mixtas | de preferencia orgánicas | bolsa de 3 kilos | 2 | 4 | 6 | 8 |

| Alimento | Notas y tips | Unidad | Número de personas en el détox | | | |
|---|---|---|---|---|---|---|
| | | | 1 | 2 | 3 | 4 |
| **Alimentos a granel** | | | | | | |
| hojuelas de avena sin gluten | | taza | 0.33 | 0.66 | 1 | 1.33 |
| semillas de chía | opcionales para la trampa legal | taza | 1 | 2 | 3 | 4 |
| nueces de la India sin sal | | taza | 0.5 | 1 | 1.5 | 2 |
| semillas de calabaza naturales | | taza | 0.25 | 0.5 | 0.75 | 1 |
| almendras naturales | | taza | 20.5 | 0.75 | 1 | 1.25 |
| dátiles picados | o 4/8/12/16 grandes deshuesados | cucharada | 4 | 8 | 12 | 16 |
| pasitas amarillas | opcionales en caso de que no las encuentres | taza | 0.5 | 1 | 1.5 | 2 |
| quinoa | | taza | 1 | 2 | 3 | 4 |
| arroz salvaje | | taza | 0.5 | 1 | 1.5 | 2 |
| lentejas verdes o rojas | | gramos | 225 | 450 | 680 | 900 |
| **Miscelánea** | | | | | | |
| stevia líquida | | botella | 1 | 1 | 2 | 2 |
| mantequilla orgánica | sin sal | cucharada | 2 | 4 | 6 | 8 |
| aceite de coco orgánico | | cucharada | 4 | 8 | 12 | 16 |
| canela orgánica | | cucharada | 1 | 1 | 2 | 2 |
| comino | | cucharadita | 1 | 2 | 3 | 4 |
| aceite de oliva extravirgen | | taza | 0.5 | 1 | 1.5 | 2 |

| Alimento | Notas y tips | Unidad | Número de personas en el détox | | | |
|---|---|---|---|---|---|---|
| | | | 1 | 2 | 3 | 4 |
| caldo de vegetales | sin sodio, si es que lo compras enlatado | litro | 1 | 2 | 3 | 4 |
| miel maple real | | cucharada | 3 | 6 | 9 | 12 |
| vinagre de vino rojo | | cucharada | 3 | 6 | 9 | 12 |
| vinagre de cidra de manzana | | botella pequeña | 1 | 1 | 1 | 1 |
| tomillo seco | | cucharadita | 1 | 2 | 3 | 4 |
| levadura nutricional o de cerveza | | | | | | |
| pimienta de cayena | opcional para la ensalada de aguacate crujiente | cucharada | 1 | 1 | 2 | 2 |
| condimento Spike (variedad libre de sal) u otro condimento extremadamente bajo en sodio | | botella | 1 | 1 | 1 | 1 |
| linaza germinada | | bolsa | | | | |
| proteína orgánica (de cualquier tipo) | | | | | | |
| exprimidor de cítricos barato (del mercado) | opcional, pero ayudará a hacer la limonada de trampa legal | | | | | |

# Recetas

### Ensalada negra y verde
*Rinde 5 porciones de una taza*

**Aderezo:**
1   cucharada copada de ralladura de limón
¼   de taza de jugo de limón fresco
¼   de taza de aceite de oliva extravirgen
2   cucharaditas de miel maple real
1-2 cucharaditas de condimento sin sal, como Spike (opcional)

**Ensalada:**
1   taza de quinoa, bien enjuagada (remojar durante unos minutos, luego escurrir en un colador fino)
2   tazas de agua
1   lata de frijoles negros (340 g), bien enjuagados (o ⅔ de taza de frijoles secos enjuagados bien y luego hervidos a fuego lento en 2 tazas de agua durante 2 horas)
2   jitomates medianos, cortados en cubitos
4   cebollines picados (incluida la mayoría de la parte verde)
½   taza de cilantro fresco picado

Mezcla la ralladura de limón y el jugo, el aceite de oliva, la miel de maple y el condimento sin sal opcional en un tazón para servir. Cocina a fuego lento la quinoa en agua destapada durante aproximadamente 10 minutos. Apaga el fuego, cúbrelo y déjalo reposar 10 minutos. Cuela el exceso de agua, luego agrega la quinoa al aderezo y mezcla bien. Agrega el resto de los ingredientes (frijoles, jitomates, cebollines, cilantro). Sirve caliente, o enfría en el refrigerador.

**Avena para el desayuno**
*Rinde 1 porción*

Si no te gusta la avena, puedes sustituirla por otro grano entero cocido.

1 taza de agua
½ taza de avena integral orgánica (no instantánea) (opcionalmente puedes comprar avena sin gluten, aunque la avena es naturalmente baja en gluten)
pizca de canela (opcional)
pocas gotas de stevia líquida (opcional)

Hierve el agua, luego agrega la avena. Reduce el fuego y cocina a fuego lento de 10 a 12 minutos. Agrega canela y Stevia si lo deseas.

**Licuado verde clásico**
*Rinde 2 litros*

La forma en que escribí la receta depende de que prestes atención a la cantidad de agua, verduras y frutas mezcladas en las marcas en el recipiente de la licuadora. Lo escribí de esta manera porque las verduras son muy variables en tamaño. Los "manojos" son igualmente imprecisos. Si deseas hacerlo a tu manera, puedes hacerlo. Las proporciones básicas que uso son ⅓ de agua, ⅓ de verduras y ⅓ de fruta. La idea es maximizar la cantidad de verduras y minimizar las frutas a tu gusto. Y una nota más: los primeros cuatro días de esta receta sólo requieren los primeros cuatro pasos.

1. Comienza con 2½ tazas de agua / hielo en la licuadora.
2. Agrega tres de estas verduras en un día determinado: hojas de mostaza, hojas de betabel, hojas de diente de león, espinacas, col rizada, berzas, lechugas verdes mestizas, col y acelga.
3. Opcionalmente agrega 1½ a 2 cucharadas de proteína en polvo orgánica a base de plantas y 2 a 3 cucharadas de linaza germinada. (Consulta tu página de recursos. Éstas son algunas cosas "agradables" opcionales para hacer que los licuados sean más sustanciosos, como una comida completa, con ácidos grasos esenciales saludables para el corazón y el cerebro.)
4. Mezcla hasta que el líquido llegue a la línea de 5 a 5½ tazas (agrega más verduras si es necesario para alcanzar esta línea cuando se mezcle).
5. A la mezcla de licuado verde en la licuadora, agrega manzanas, moras mixtas congeladas o plátanos en la línea de 7 a 8 tazas.

## Ensalada de aguacate crujiente
*Rinde de 3 a 4 porciones de una taza*

- 2 aguacates completos
- 3 jitomates roma, picados (o 1 a 2 jitomates regulares grandes, pero los roma son mejores para la ensalada)
- ½ taza de almendras naturales, remojadas durante la noche y escurridas, picadas en trozos grandes
- 1 a 2 tallos de apio, finamente picados
- 1 cebollín, cortado en cubitos
- ¼ de taza de cilantro, picado
- 1 cucharada de jugo de lima fresco
- Spike (variedad libre de sal) o condimento extremadamente bajo en sodio, al gusto
- 1 a 2 cucharadas de levadura nutricional (o levadura de cerveza)
- pizca de pimienta cayena al gusto (opcional)

Pica 1 aguacate. Mezcla todos los demás ingredientes y agrega el aguacate picado a la porción del almuerzo de hoy (guarda el otro aguacate y pica justo antes de agregarlo a la porción de mañana, para que no se ponga café).

### Ensalada de pepino y jitomate
*Rinde 7 porciones de una taza*

2   pepinos orgánicos
2   jitomates orgánicos maduros
½   cebolla roja pequeña (no dupliques esto si expandes la receta para 2 a 3 personas)
¼   taza de vinagre de sidra de manzana
    albahaca o cilantro fresco, a gusto (opcional)

Pica todos los ingredientes y mezcla bien.

**Nota:** ¡Un lector de GreenSmoothieGirl dijo que intercambiar el vinagre de sidra de manzana y la albahaca por jugo de limón y cilantro es delicioso! Si haces esto, asegúrate de hacer estas sustituciones en tu lista de compras.

## Licuado rosa vibrante
*Rinde 1 litro*

1½ tazas de agua o jugo de coco (de un coco fresco o una lata, que se encuentra en casi cualquier tienda de alimentos, no en leche de coco)
  2 cucharadas de betabel sin procesar orgánico, pelado
  1 zanahoria grande y orgánica, lavada
  ¼ taza de nueces de la India sin sal
  2 cucharadas de dátiles picados o 2 dátiles grandes sin hueso
340 g de fresas orgánicas congeladas

Tritura todo menos las fresas en una licuadora de alta velocidad durante 90 segundos. Agrega las fresas y mezcla hasta que estén suaves, aproximadamente 90 segundos. Sirve inmediatamente.

## Sopa de lenteja
*Rinde 10 porciones de una taza*

Esto genera un caldo muy grande, por lo que si no estás haciendo el détox con un amigo, puedes compartirlo con tu familia o amigos, o congelarlo para usarlo después del détox. Puedes agregar sal marina a la porción de tu familia, pero recuerda que estás buscando muy bajo contenido de sodio en el détox.

225 g de lentejas verdes o rojas
- ½ taza de arroz salvaje, enjuagado bien
- 3 cebollas amarillas grandes cortadas en cubitos
- 2 dientes de ajo picados
- 2 cucharadas de aceite de coco orgánico
- 1 cucharadita de aderezo herbal sin sal o extremadamente bajo en sodio, o más al gusto
- 1 cucharadita de tomillo seco
- 1 cucharadita de comino
- 4 tallos de apio, cortados en cubitos
- 3 zanahorias, cortadas en cubitos
- 1 litro de caldo de verduras (sin sodio, si compras enlatado)

450 g de salsa de tomate
- 2 cucharaditas de vinagre de vino tinto

Cubre las lentejas y el arroz con agua hirviendo y deja reposar durante 15 minutos, luego escurre. En una olla grande, saltea la cebolla y el ajo con el aceite de coco y los condimentos hasta que los vegetales estén tiernos. Agrega las zanahorias y el apio y saltea otros 5 a 10 minutos. Agrega el caldo de verduras, la salsa de tomate y las lentejas y el arroz. Llevar a ebullición, reducir el fuego y hervir a fuego lento 1 hora. Agrega el vinagre y sirve.

**Consejo:** Esta sopa sabe aún mejor el segundo y tercer día. Te sugiero que lo hagas con un día de anticipación, de ser posible.

## Cielo morado

*Rinde 4 porciones de una taza*

**Ensalada:**
- 2 tazas de col verde rallada
- 2 tazas de col roja rallada
- ½ taza de pasas amarillas (opcional, si no puedes encontrarlas, pero agregan algo muy especial)
- ¼ de taza de semillas de calabaza natural

**Aderezo:**
- 2 cucharadas de miel de maple real
- 2 cucharadas de aceite de oliva extravirgen
- 2 cucharadas de vinagre de vino tinto
- 1 diente de ajo picado

Mezcla los ingredientes de la ensalada en un tazón grande. Mezcla los ingredientes del aderezo y agrega a la mezcla de col.

## Détox de cuerpo, mente y espíritu

Aunque el objetivo del détox es la comida, a menudo uno de sus propósitos es la purificación del cuerpo para alinear la salud física con una mayor salud emocional y espiritual. Este détox de 7 días es principalmente, pero no del todo, del combustible que estás eligiendo. Y es un experimento al notar cómo el combustible que eliges cambia tus energías en todos los niveles.

Sin embargo, debido a que una semana de esfuerzo significativo, aunque es muy útil, obviamente no es suficiente para que vivas en un estado cualitativamente diferente para siempre, tengo algunas sugerencias más allá del ámbito de la alimentación para que las consideres.

Quiero alentarte a que consideres tu vida de alta vibración un viaje en lugar de un destino. Pero completarás este libro y el détox de 7 días, con conocimiento y herramientas para mejorar dramáticamente tu vida, ahora y en tu futuro.

Cuatro ideas simples que me gustaría que consideraras también te ayudarán a "desintoxicar" tu reacción emocional ante la vida, si las haces prácticas:

1. Filtra tus pensamientos para que sean aceptables, no críticos, e incluso amorosos para con los demás, incluso aquellos con los que te has sentido criticado en el pasado o que te han agraviado. Experimenta mostrando compasión, incluso cuando no es "merecida", para ti y para los demás.

2. Toma nota de tus estados de ánimo negativos y pensamientos negativos. Cuando notes que no te sientes bien por alguna razón, escanea tu cuerpo. Observa dónde reside el sentimiento negativo. (Tu corazón, panza, hombros o cabeza pueden estar incómodos. ¿Dónde lo sientes?)

3. Sé paciente y no crítico contigo mientras observas, pero sé más consciente de cuándo te sientes incómodo y cuál es el motivo. Experimenta con el diálogo interno usando palabras positivas y recuerdos de victorias en tu vida, grandes y pequeñas, para revertir cualquier patrón de

pensamiento de espiral de baja vibración. (Por ejemplo: "Puedo hacer cosas difíciles. He hecho cosas difíciles antes".)

Mi compañera de equipo de tenis, Christine, es popular en el equipo y una de las parejas de dobles favoritas debido a su constante conversación positiva durante un partido. Ella nos dijo una vez que repite mantras positivos para sí misma a lo largo de un partido, como: "¡Mi saque es increíble!" Nos dijo: "¡Si te lo dices a ti mismo bastantes veces, el cuerpo lo cree!" Recordarte, mientras haces el détox, qué maravilloso proceso estás dándole a tu cuerpo, mente y espíritu es inmensamente útil.

4. Sé más consciente, cuando cometas un error, de cómo encuentras excusas o culpas a los demás. Practica de inmediato ser responsable, en lugar de analizar y discutir la culpa, y ve cómo se siente eso.

La semana que escribí esto, había dicho algo sarcástico en una cadena de correos electrónicos con mi gran familia. Me fui a la cama sintiéndome incómoda, y el sueño se me esfumó. Temprano a la mañana siguiente, escribí un mensaje a mi familia que comenzaba así:

"Me desperté queriendo ser responsable de lo que dije ayer, así que quería ser clara al respecto y decirles que lo siento."

Lo que contestaron mis hermanos en la cadena de la conversación fue "Gracias" y "Te amo", muy diferente de la sensación fría que recibí la noche anterior después de mi mensaje ponzoñoso que muchos leyeron. Mejor aún, mis sentimientos de culpabilidad, que antes en mi vida había cubierto con ira y culpa, se disiparon, y mi cómodo y pacífico CVi óptimo regresó.

Recomiendo de manera encarecida asumir la responsabilidad inmediata cada vez que puedas, incluso si no sientes que es tu "culpa". Esto libera rápidamente las vibraciones negativas; desarma a la gente, y se sienten más cerca de ti y más seguros contigo; energiza las relaciones que pueden ser tensas, y muestra que eres racional, razonable y justo.

Éstos son rasgos de carácter que nos atraen a todos. Entonces ¿cómo puede ser malo decir: "Hice esto y lo otro, y lo siento mucho. No volverá a suceder, y por favor, perdóname"?

El costo de hacer esto es más bajo de lo que piensas. Si practicas "tragarte tu orgullo" regularmente, no te atragantarás.

* * *

El détox del colon, el hígado y los riñones recorre un largo camino hacia tu CVi óptimo, pero hay malas vibras escondidas en otros lugares que necesitan limpieza. Cuando sueltas los sentimientos negativos, te estás moviendo a lo largo del continuo hacia una vida más hermosa, atrayendo más de lo bueno y menos de lo malo.

Que tu viaje sea instructivo y que tengas oportunidades en el camino para elevar a los demás. Que siempre vivas en las altas frecuencias y seas una poderosa fuerza energética para siempre. Namaste.

# *Referencias*

✱ ✱ ✱ ✱ ✱ ✱ ✱ ✱ ✱ ✱ ✱ ✱ ✱ ✱

Encuentra enlaces a todas las investigaciones y estudios a los que se hace referencia en este libro en www.GreenSmoothieGirl.com/Vibe-Resources.

# Agradecimientos

\* \* \* \* \* \* \* \* \* \* \* \* \*

Quiero expresar mi gratitud a las personas que hicieron posible este libro. En Simon & Schuster: Michele Martin, Diana Ventimiglia, Cindy Ratzlaff, Karen Adelson, John Vairo, Lisa Litwick, Paul Metcalf, Alexandre Su y Emma Powers, y mis agentes Celeste Fine y Sarah Passick, por sus esfuerzos para llevar este libro al mercado, y por creer en mí, y en este concepto, en primer lugar.

A los seguidores por más de 10 años de GreenSmoothieGirl, son el viento bajo mis alas: me recuerdan que mi trabajo importa en su calidad de vida. Escucho y trato de servir todos los días.

Nada de lo que he hecho en 10 años en línea y 15 libros habría sido posible sin el equipo de GreenSmoothieGirl y mi editora de mucho tiempo, Deb Tokarewich, que ha trabajado en 14 de mis 15 libros. Editaba, daba comentarios honestos, aportaba ideas, creaba los gráficos y dirigía el programa mientras yo estaba ocupada escribiendo, además me ayudó a filmar y crear los hermosos recursos que reunimos para nuestros lectores.

Gracias a mi mejor amiga y directora de marketing, Kristin Matthews, y a Nikki Hunter, Jason Ruona, Jamison Stokdyk, Chad Gravallese, Annie Epperley, Sue Squire, Kami Hall, Caroline Lowman, Amy Jensen y Malia Halstvedt.

A mis cuatro hermosos hijos: Kincade, Emma, Mary Elizabeth y Tennyson, los amo. Y a Daphne, que murió justo después de entregar el manuscrito de este libro, pero que se sentó en mi regazo mientras escribía todas las 90 mil palabras, e incluso hizo yoga y tai chi afuera bajo la luz del sol y el aire fresco conmigo, para nuestros ejercicios "cinco-en-uno" en este libro que hemos hecho para ti en forma de video. Levantaste mi vibración, como lo hacen los peludos miembros de la familia por sus humanos en todo el mundo.

*Eres vibración* de Robyn Openshaw
se terminó de imprimir en noviembre de 2018
en los talleres de
Litográfica Ingramex, S.A. de C.V.
Centeno 162-1, Col. Granjas Esmeralda, C.P. 09810,
Ciudad de México.